协和护士说

# 消化疾病那些事儿

## 编者名单


丛书主编　郭　娜　霍晓鹏

丛书副主编　夏　莹　马芳芳

主　　编　尤丽丽　陈　欣

副 主 编　宋　萌　张　群　张　娜

编　　者（按姓氏笔画排序）

王　涛　王田田　王欣宇　尤丽丽

文　雅　孔姗姗　朱秀惠　刘芮琪

刘晓玉　杨迎冬　宋　萌　张　娜

张　群　陈　欣　钱　娜　唐　爽

审核专家　柏小寅





中国协和医科大学出版社

北　京

**图书在版编目（CIP）数据**

消化疾病那些事儿 / 尤丽丽，陈欣主编．-- 北京：中国协和医科大学出版社，2025. 8. --（协和护士说）.
ISBN 978-7-5679-2691-2

Ⅰ．R57；R473.57

中国国家版本馆 CIP 数据核字第 2025TX5240 号

**主　　编**　尤丽丽　陈　欣
**策划编辑**　杨雪娇
**责任编辑**　李元君　杨雪娇
**封面设计**　河北回声文化传播有限公司
**责任校对**　张　麓
**责任印制**　黄艳霞
**出版发行**　**中国协和医科大学出版社**
（北京市东城区东单三条 9 号　邮编 100730　电话 010-65260431）
**网　　址**　www.pumcp.com
**印　　刷**　北京联兴盛业印刷股份有限公司
**开　　本**　880mm×1230mm　1/32
**印　　张**　4.375
**字　　数**　80 千字
**版　　次**　2025 年 8 月第 1 版
**印　　次**　2025 年 8 月第 1 次印刷
**定　　价**　45.00 元

# 前　言

在浩瀚的医学星海中，内科犹如一座坚实的灯塔，引领着临床医学的航向。随着时代的进步和科技的飞跃，民众对健康知识的渴求越发强烈。在信息洪流中，如何筛选准确、科学的医学信息，成为当代社会的迫切需求。为此，我们精心策划了“协和护士说”系列丛书，旨在搭建一座连接专业与大众的桥梁。

本系列丛书广泛涉猎内科的多个领域，包括但不限于如心血管系统、呼吸系统、消化系统、泌尿系统及内分泌系统等，构建起一个全面而深入的内科知识网络。我们以问答为载体，针对患者及公众最为关心的内科问题，从疾病的根源、症状表现、诊断流程、治疗方案到预防措施，逐一进行详尽而通俗的解析。无论是高血压、冠心病的悄然来袭，还是感冒、肺炎季节变换，抑或胃炎、胃溃疡日常困扰，我们都将以科学之名，为您一一揭开它们的神秘面纱。

尤为值得一提的是，本系列丛书每一个问题均源自住院患者的真实关切，它们不仅是医学知识的探讨，更是患者生活体验的映射。通过这样的收集与整理，我们力求使科普内容更加贴近人心，更加符合实际需求，从而帮助每一位读者在面对健康挑战时，都能拥有更加从容不迫的心态与更加科学合理的应对之策。

此外，“协和护士说”系列丛书还是一座沟通医护与患者温馨的桥梁。医生与护士可借此向患者推荐相关的科普内容，不仅有助于患者更好地理解病情与治疗方案，更能激发他们参与治疗的积极性与主动性，形成医患双方共同努力的良好氛围。

在此，我们诚挚地邀请每一位热爱生活的读者加入这场健康知识的盛宴。无论您是对内科领域充满好奇的探索者，还是正在与疾病斗争的勇士，抑或关心家人健康的守护者，我们都将竭诚为您提供最权威、最实用的内科科普知识。让我们携手并进，在探索健康的道路上不断前行，共同守护生命的美好与希望！

**郭　娜**

2025 年 6 月

# 目　　录

# 一 基础知识

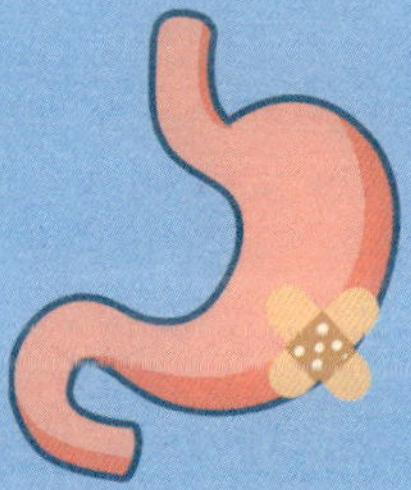

## 1. 黄疸引起皮肤痒怎么办

（1）切勿搔抓，以免引起皮肤破损造成感染。

（2）保持皮肤清洁，宜穿着棉质衣服；保持衣物、被褥的清洁干燥。

（3）居住环境室温以 18 ～ 22℃为宜，湿度以 50% ～ 60% 为宜。

（4）擦洗身体避免水温过高；避免使用碱性、刺激性强的肥皂液；可用炉甘石洗剂或氧化锌乳膏等止痒。

（5）宜进食营养丰富、高维生素、易消化的清淡饮食。

## 2. 日常接触乙肝“大三阳”和“小三阳”患者会感染吗

一般来说，乙肝主要通过血液、性接触和母婴传播，在日常生活中，如握手、拥抱、共用餐具等一般接触是不会传播乙肝病毒的。乙肝患者其血液、唾液、精液、尿液等可以具有传染性，通常情况下接触部位存在伤口或破损，如接吻、有牙龈出血、口腔溃疡等，就有可能感染乙肝病毒。

## 3. 丙肝、乙肝可以治愈吗

丙肝目前有口服特效药物，对于没有肝硬化的患者，治愈率可达 95% 以上。我们国家已经制定了 2030 年消除丙肝目标，只要是参保居民，门诊可70%以上报销疗程3个月的口服药物。因此，丙肝最重要的是早发现，早治愈。乙肝也是有一定的治愈可能的，可以选择口服药物长期控制乙肝病毒复制以达到稳定病情，预防进展为肝硬化或者抑制肝硬化进展。对优势人群如儿童、年轻人、无肝硬化患者，应用干扰素治疗，以清除乙肝病毒，一部分患者在专科医生的指导下是能够达到完全治愈的。

## 4. 什么是消化性溃疡

消化性溃疡是指胃肠道黏膜被胃酸或胃蛋白酶自我消化造成的溃疡，是常见的消化系统疾病之一，主要包括胃溃疡和十二指肠溃疡，也可发生于食管、小肠、胃肠吻合口等。

## 5. 消化性溃疡的常见病因有哪些

幽门螺杆菌感染是消化性溃疡的主要病因。此外，长期服用非甾体抗炎药（如阿司匹林、对乙酰氨基酚、布洛芬等），吸烟，应激和心理因素（长期精神紧张、焦虑或情绪波动）及刺激性饮食（浓茶、咖啡等）均易导致消化性溃疡的发生。

## 6. 得了消化性溃疡有哪些症状

消化性溃疡主要症状为慢性、周期性上腹疼痛，典型的十二指肠溃疡疼痛常在两餐之间或餐前发生，进食或服用抗酸剂后可缓解；胃溃疡疼痛多在餐后1小时内出现，1～2小时后逐渐缓解。有时也表现为上腹部不适或腹胀等消化不良症状。

## 7. 消化性溃疡会恶变吗

消化性溃疡主要指发生于胃和十二指肠的慢性溃疡，是一种多发病、常见病。溃疡由良性演变为恶性的概率较低。十二指肠球部溃疡一般不发生癌变，但胃溃疡有癌变率，主要发生在中年以上的男性，反复发生且久治不愈的溃疡，对这种溃疡要高度警惕，需内镜检查溃疡愈合情况。

## 8. 如何缓解消化性溃疡的疼痛

缓解消化性溃疡疼痛，需对症治疗，服用质子泵抑制剂等药物可有效缓解；同时，调整生活作息，避免熬夜压力，保持良好饮食习惯、规律进餐、细嚼慢咽、避免刺激性食物、戒烟禁酒，以预防疼痛发作，促进溃疡愈合。

## 9. 便秘患者通过运动能改善症状吗

可以，运动可以刺激肠道蠕动，有利于缓解便秘。可以进行适当的有氧运动，根据身体状况选择适合自己的运动方式，如做操、散步、打太极拳和练气功等。也可以进行提肛训练：

收缩肛门和会阴 5 秒，放松，重复 10 次，每日 3 次。坐轮椅或长期卧床者，定时变换体位。

## 10. 便秘患者在日常生活中应该注意什么

便秘患者日常应注意规律排便习惯，晨起或餐后 2 小时内专注排便；临睡前进行顺时针腹部按摩；遵医嘱适量使用缓泻药，避免依赖；同时，保持良好心态，避免负面情绪影响，以综合改善便秘状况。

## 11. 什么是腹泻

腹泻是指排便次数增多，每日 3 次以上，粪质稀薄，含水量 >85%，每天大便总量 >200g，或带有黏液、脓血或未消化的食物。

## 12. 腹泻时如何补充水分和电解质

发生腹泻时，及时补充水分和电解质至关重要，能有效预防脱水和电解质紊乱。患者可适量饮用米汤、稀释的苹果汁等，但需避免高糖饮料（如纯果汁、碳酸饮料）和牛奶，以免加重腹泻。此外，还需补充电解质，患者可适当饮用淡盐水或电解质饮料。腹泻情况严重时，需及时就医，遵医嘱进行药物或静脉补液治疗。

## 13. 急性胰腺炎的诱发因素有哪些

急性胰腺炎的诱发原因多样，主要包括大量饮酒、暴饮暴食（尤其是高脂肪饮食后）、胆道疾病（如结石、炎症和蛔虫）、胰管梗阻（由胰腺肿瘤、胆管结石等多种原因所致），以及其他因素（如内镜手术、外伤、内分泌紊乱导致的高钙、高脂血症及特定药物等）。

## 14. 肥胖会导致胰腺炎吗

肥胖可致急性胰腺炎发病率增加和病情加重，具体原因包括：①肥胖患者体内常出现脂质代谢异常，胆汁中脂类的浓度发生改变，胆固醇含量增多，易导致胆固醇结石的形成。肥胖患者还易伴有脂肪肝，增加胆管结石的发生率，而胆石症正是急性胰腺炎发生的首要病因。②肥胖可能会通过增加高脂血症的概率而影响急性胰腺炎的发生。③肥胖与 2 型糖尿病关系密切，且 2 型糖尿病是急性胰腺炎的高危因素之一。

## 15. 胆源性胰腺炎有什么症状

胆源性胰腺炎是 种由胆道疾病诱发的急性胰腺炎，常见致病因素是胆囊结石和 / 或胆管结石。胆源性胰腺炎患者除了典型的腹痛、腹胀、恶心、呕吐等急性胰腺炎表现，还会有胆石症相关症状，如不同程度的胆绞痛、发热、肝功能损害、黄疸等。

## 16. 胆源性胰腺炎需要做外科手术吗

对胆源性胰腺炎患者，应在入院时或发病 48 小时内进行超声或磁共振胆胰管成像检查，以明确胆囊及胆道内是否存在结石，以及结石的具体分布情况。若患者合并胆管炎或持续性胆道梗阻，可在 24 ～ 72 小时内于有条件的医疗机构进行内镜手术治疗，以取出胆管结石、消除或减轻梗阻和引流胆道，有助于急性胰腺炎的治疗，待胰腺炎控制或康复后可另择期行腹腔镜胆囊切除术以处理胆囊结石。也有同期行内镜取石 / 引流联合腹腔镜胆囊切除术的报道，这种同期联合方案可能更有利于患者的康复。

## 17. 胆囊炎患者需要限制脂肪摄入吗

胆囊炎、胆石症患者需要限制脂肪的摄入，因为摄入大量脂肪会刺激胆囊收缩，诱发胆绞痛，但限制脂肪摄入并不意味着禁止摄入。长期低脂素食会影响机体对营养的吸收，造成营养不良及胆汁缺乏，胆汁过分浓缩淤积，导致体内一些参与生命活动的脂质减少或缺乏，也会导致胆汁中的卵磷脂胆汁酸盐的减少，会破坏胆固醇与胆盐、卵磷脂三者之间的正常比例关系，也会加速胆结石形成。

## 18. 什么是胆石症

胆石症，或称胆结石，是指发生在胆道系统包括胆囊和胆管内的结石，是一种常见的消化系统疾病。根据结石部位不同分为胆囊结石、胆管结石，胆管结石又分为肝内胆管结石、肝外胆管结石，其中以胆囊结石最常见。

## 19. 长期无症状的胆石症需要治疗吗

大多数胆石症患者在病程中会因出现急性胆囊炎、胆管炎的发作而就诊。少数胆石症患者没有临床症状或只有轻微症状而被误诊为胃病、消化不良等。但这部分患者仍有可能发生急性胆囊炎，以及出现急性胆管炎、胆囊穿孔、感染性休克、胆源性胰腺炎等并发症，甚至导致胆囊癌、肝胆管细胞癌等严重后果。因此对年轻胆石症患者应及时手术为宜，老年患者如不接受手术则要密切观察随访。即使是无症状胆石症，胆囊的慢性病变也一直在进展，若病程超过十年，癌变概率会成倍增加。如发现，要尽早手术。

## 20. 肠息肉的主要病因是什么

大肠内有大便储存和通过。大便、异物刺激及机械性的损伤，使得黏膜产生伤口。正常的黏膜修复应该完好如初，少数较深的伤口则会留下瘢痕，然而因为基因的变异，有些患者的伤口修复会产生过度增殖的细胞，形成赘生物，也就是泛称的息肉。

## 21．肠息肉有什么症状呢

结、直肠息肉泛指结、直肠黏膜表面向肠腔突出的隆起性病变，包括腺瘤、炎性息肉及增生性息肉等，肠息肉一般没有症状，不会有疼痛等不适感，除非是因为息肉过大造成阻塞及肠扭转会引起腹痛，或因为长期出血导致贫血等。通常是在常规肠镜检查中才发现。

## 22．肠息肉一定要手术切除吗

肠息肉患者的治疗应该根据息肉的类型制订不同的方案。

（1）单发腺瘤性的肿瘤性息肉（幼年性息肉）：首选内镜下电切术，目前大多数的肠息肉均可以采用此方法进行治疗；当息肉体积较大、病理学证实有癌变等无法内镜下切除者可以选择手术切除。

（2）多发性腺瘤性的肿瘤性息肉：如家族性腺瘤病等一般选择手术切除相应肠段。

（3）非肿瘤性息肉（淋巴性、炎症性、增生性息肉）：根据其息肉大小决定进行内镜下电灼切除息肉或手术治疗；对于溃疡性结肠炎、克罗恩病等引起的炎性息肉，除了常规内镜治疗还应该积极处理原发病。

## 23．得了痔疮怎么办

痔疮治疗遵循三原则：无症状者无需治疗，有症状者重在缓解，首选保守治疗。保守治疗涵盖饮食调整（增纤维、多喝水）、改善生活方式（规律排便、保持肛门清洁）及药物治疗（痔疮栓/膏、口服药、坐浴），以有效管理症状。

## 24．幽门螺杆菌是怎么传染的

幽门螺杆菌主要通过口－口（如共餐、接吻）、粪－口（污染水源或食物）、胃－口（如胃食管反流物接触）及医源性（如侵入式检查治疗）途径传播，日常需注意饮食卫生，避免交叉感染。

## 25．感染了幽门螺杆菌但没有任何症状，需要治疗吗

以下人群建议进行幽门螺杆菌（Hp）的根除治疗（表 1）。

表1　幽门螺杆菌（Hp）阳性患者根除治疗指征

| 指征 | 级别 |
| --- | --- |
| 消化性溃疡 | 强烈推荐 |
| 胃黏膜相关淋巴组织淋巴瘤 | 强烈推荐 |
| 慢性胃炎伴消化不良症状 | 推荐 |
| 慢性胃炎伴胃黏膜萎缩、糜烂 | 推荐 |
| 早期胃肿瘤已行内镜下切除或手术胃次全切除 | 推荐 |
| 长期服用质子泵抑制剂（如艾司奥美拉唑、雷贝拉唑等） | 推荐 |
| 胃癌家族史 | 推荐 |
| 长期服用非甾体抗炎药（包括低剂量的阿司匹林） | 推荐 |
| 不明原因的缺铁性贫血 | 推荐 |
| 特发性血小板减少性紫癜 | 推荐 |
| 其他幽门螺杆菌相关性疾病（如淋巴细胞性胃炎、增生性息肉等） | 推荐 |
| 证实有幽门螺杆菌感染 | 推荐 |

## 26. 幽门螺杆菌感染可以引起哪些疾病

幽门螺杆菌感染者会出现不同程度的胃肠道疾病，如消化不良、慢性胃炎、消化性溃疡、胃恶性肿瘤等；还与多种胃肠道外疾病密切相关，如缺铁性贫血、特发性血小板减少性紫癜、自身免疫病、心血管疾病、脑血管疾病等。

## 27．幽门螺杆菌检测方法有哪些

幽门螺杆菌检测通常包括尿素呼气试验、血清抗体检测和大便抗原检测，均不需要做胃镜，也没有痛苦和不适。

尿素呼气试验是比较便捷且准确度高的一种检测方法，通常分为 $^{13}$C 和碳 $^{14}$C 尿素呼气试验两种，只要空腹检查前呼气 1 次，然后服用一种检测药物试剂，半小时后再呼气 1 次，40 分钟左右就可以知道检测结果。需要注意的是，$^{13}$C 是稳定核素，无放射性；$^{14}$C 是不稳定核素，具有放射性，所以不推荐妊娠期、哺乳期妇女和儿童使用 $^{14}$C 尿素呼气试验检测。

## 28．什么是慢性胃炎？有哪些症状

慢性胃炎是指由多种病因引起的胃黏膜慢性炎症。幽门螺杆菌感染是慢性胃炎最常见的病因。除此之外，胆汁反流、长期服用非甾体抗炎药（如阿司匹林）等药物和酒精摄入也会导致慢性胃炎的发生。

慢性胃炎无特异性临床表现，部分患者可无任何症状，有症状者主要表现为持续或反复发作上腹痛、腹胀和饱胀感等，与消化不良症状相似。部分伴有消化不良症状的慢性胃炎患者可能与心理应激、睡眠障碍、焦虑抑郁情绪等有关。

## 29．非萎缩性胃炎与萎缩性胃炎，哪个更严重

萎缩指的是一种病理改变，是浅表性的慢性炎症发展到一定阶段出现的变化。除恶性程度很高的印戒细胞癌外，大部分胃癌是经正常胃黏膜—非萎缩性胃炎—萎缩性胃炎—肠化生—异型增生—胃癌循序渐进发展的模式，所以在绝大部分情况下，萎缩要比非萎缩更严重。

## 30．什么是胃食管反流病，有哪些症状

胃食管反流病是常见的慢性消化系统疾病，是由胃十二指肠内容物反流至食管或口腔引起不适症状和 / 或并发症的一种慢性疾病，按内镜下表现可分为非糜烂性反流病、反流性食管炎和 Barrett 食管。

胃食管反流病的临床表现多样，包括典型症状、不典型症状及食管外症状。典型症状为烧心和反流。烧心定义为胸骨后区域的烧灼感，可向上延伸至咽喉处。反流指胃内容物回流至口腔或咽部。不典型症状包括胸痛、上腹痛、上腹胀、嗳气等。食管外症状包括咽喉不适、咳嗽、哮喘等。

## 31．什么是上消化道出血

上消化道出血是指多种病因导致屈氏韧带以上食管、胃、十二指肠部位的出血或行胃空肠吻合术后在空肠上段、胰胆等位置发生出血，轻者可无症状，主要表现为呕血和黑便，伴有贫血及血容量减少，甚至休克。上消化道出血是临床常见急重症之一。病因包括消化性溃疡、食管胃底静脉曲张破裂、急性糜烂出血性胃炎和胃癌等，其中以消化性溃疡最为常见。

## 32．什么是下消化道出血

下消化道出血是指屈氏韧带以下的肠道出血，包括小肠出血和结直肠出血。下消化道出血临床常见，占全部消化道出血的 20% ～ 30%。下消化道出血最常见的原因包括大肠息肉、憩室病、痔疮、血管异常、炎症性肠病、结肠癌等。

## 33．什么是肠易激综合征

肠易激综合征是一种慢性功能性胃肠道疾病，其特征是反复发作的腹痛，与排便相关或伴随排便习惯改变。典型的排便习惯异常可表现为便秘、腹泻，或便秘与腹泻交替，同时可有腹胀 / 腹部膨胀的症状。

## 34. 什么是功能性消化不良

功能性消化不良是一种常见的消化系统疾病，其特征在于持续或反复出现的上腹部疼痛或不适、餐后饱胀、嗳气、早饱、食欲缺乏、恶心、呕吐、胃灼热等症状。该疾病在快节奏的生活中尤为常见，尤其是在承受工作压力的人群中。

## 35. 功能性消化不良患者如何调整生活方式

（1）调整饮食习惯：采取少食多餐的方式，减少油腻、辛辣、生冷食物的摄入，同时增加富含纤维的食物，有助于减轻胃肠负担，促进消化吸收。

（2）保持规律作息：有助于维持人体内部生物钟的稳定，可以促进胃肠激素如胃泌素、胰岛素等的正常分泌，从而有效调节胃肠功能。

（3）适当运动：可以增强腹部肌肉力量，促进胃肠蠕动，有效缓解餐后不适和其他消化不良症状。

（4）戒烟限酒：烟草中的尼古丁和酒精都会对胃肠黏膜造成刺激，加重消化不良症状。

## 36. 什么是肝硬化

肝硬化是各种慢性肝病进展至以肝脏慢性炎症、弥漫性纤维化、假小叶、再生结节和肝内外血管增殖为特征的病理阶段，代偿期无明显症状，失代偿期以门静脉高压和肝功能减退为临床特征，患者常因并发食管胃底静脉曲张出血、肝性脑病、感染、肝肾综合征和门静脉血栓等多器官功能慢性衰竭而死亡。

## 37．肝硬化的病因是什么

引起肝硬化的常见六大病因：感染性疾病（如乙肝和丙肝病毒感染、寄生虫感染等），自身免疫性肝病（如原发性胆汁性肝硬化、自身免疫性肝炎等），遗传、代谢性疾病（如肝豆状核变性、血色病、肝淀粉样变等），药物或化学毒物，血管性疾病（如布 - 加综合征和右心衰竭）及酒精性肝病。

## 38．什么是酒精性肝病

酒精性肝病是指长时间酒精作用导致肝细胞坏死和永久性结构破坏的肝病严重形式。疾病最初表现为酒精性脂肪肝，随后病程逐渐发展为酒精性肝纤维化和肝硬化，甚至出现肝细胞广泛性坏死，诱发肝功能衰竭。

## 39．胃癌高风险人群有哪些

胃癌危险因素有：①年龄≥ 45 岁且具有长期居住于胃癌高发区；②幽门螺杆菌感染；③既往患有胃癌前疾病；④一级

亲属有胃癌病史；⑤存在胃癌其他高风险因素（高盐、腌制饮食、吸烟、重度饮酒等）。满足以上五项任一者即为胃癌高风险人群。

## 40．如何预防胃癌发生

（1）改变膳食结构，适当增加新鲜蔬菜、水果、豆类和鲜肉等的摄入。

（2）养成良好的饮食习惯，按时进食，不暴饮暴食。注意进食速度不要过快，不要进食过烫、过硬食物，少吃熏烤、腌制食物。

（3）戒烟、控制烈性酒的摄入。

（4）日常生活中注意饮食卫生，不吃发霉、生冷食物。

（5）定期到医院体检，尽早发现胃部疾病并采取科学治疗措施。如发现自己患有慢性胃炎、胃溃疡等疾病时，应积极治疗，防止疾病进展为胃癌。

## 41．食管癌的危险因素有哪些

食用含有亚硝胺类化合物的食物、不良饮食习惯（烫食、硬食、腌制食品、进食过快、饮食不规律等）、吸烟、饮酒、肥胖、口腔卫生不良、感染 HPV、营养素（锌、硒、锶和叶酸等）缺乏、有食管癌家族史等因素均是食管癌发病的危险因素。

## 42. 什么是肠结核

肠结核是结核分枝杆菌侵袭肠道而引起的慢性特异性感染，可以累及胃肠道的任何阶段，以回盲部受累多见。继发于肠外结核病者称为继发性肠结核，原发于肠道本身者为原发性肠结核。肠结核分为溃疡型、增殖型和混合型。肠结核一般会表现为恶心、消化不良、肛门不排气、腹痛腹胀、腹泻便秘交替出现，严重者出现便血、梗阻、穿孔等多种并发症。

## 43. 什么是贲门失弛缓症

贲门失弛缓症是一种原发性食管动力障碍性疾病，由于食管体平滑肌无效蠕动和下食管括约肌松弛障碍，食物无法顺利通过。患者常表现为吞咽困难、反流和胸痛，或伴有体重减轻等症状。

## 44. 贲门失弛缓症可以治疗吗

内镜下食管括约肌切开术（POEM）创伤小、恢复快，是目前治疗贲门失弛缓症最为有效的内镜技术。POEM的基本过程是利用内镜技术切开食管黏膜层，分离食管黏膜下层建立一条“隧道”，随后剥离并切开食管周围的环形肌，最后用金属夹闭合切口。

## 45. 什么是艰难梭菌感染

艰难梭菌是人类肠道正常菌群成员，在长期或不规范使用抗生素时，可导致肠道菌群失调。耐药的艰难梭菌大量生长繁殖，导致抗生素相关性腹泻和假膜性肠炎等疾病，统称为艰难梭菌感染。主要临床症状为发热、腹痛、水样便、腹泻。轻者仅表现为腹泻；严重者可发生假膜性肠炎，且常伴有中毒性巨结肠、肠穿孔、感染性休克等并发症，甚至死亡。

## 46. 什么是自身免疫性胰腺炎

自身免疫性胰腺炎是一种由免疫介导的，以胰腺实质和胰管结构改变为特征的慢性胰腺炎。临床表现多种多样，主要包括梗阻性黄疸、腹痛、腹胀、呕吐、乏力，部分患者以急性胰腺炎起病，还可伴有腹泻、消瘦、血糖升高等胰腺内、外分泌功能受损的表现。其中梗阻性黄疸是自身免疫性胰腺炎最常见的临床表现。糖皮质激素是目前有效的标准治疗方法。

## 47. 什么是自身免疫性肝病

自身免疫性肝病是因体内免疫功能紊乱引起的一组特殊类型的慢性肝病，包括自身免疫性肝炎、原发性胆汁性胆管炎、原发性硬化性胆管炎，以及相互重叠的所谓重叠综合征。该病具体的发病机制尚不清楚，患者多伴有其他自身免疫性疾病，如糖尿病、桥本甲状腺炎等。

自身免疫性肝病的临床表现多种多样，多数患者起病隐匿，早期通常因无症状而不易被发现，病情进展后可出现乏力、嗜睡、皮肤瘙痒、食欲缺乏、黄疸（皮肤、巩膜黄染）、肝脾大、腹水等症状、体征。

## 48．什么是胃轻瘫

胃轻瘫是一种以胃排空延迟为特征的慢性胃肠动力障碍性疾病，其主要表现为食物在胃内停留时间过长，导致胃内容物不能及时进入肠道进行进一步消化和吸收。胃轻瘫可分为原发性和继发性两种类型。原发性胃轻瘫的具体病因尚不明确，可能与遗传、神经调节异常等因素有关；继发性胃轻瘫则多由明确的疾病引起，如糖尿病、胃部手术、神经系统疾病、某些药物的副作用等。胃轻瘫的常见症状包括早饱、餐后饱胀感、腹胀、腹痛、恶心、呕吐等，严重者还可能出现厌食、体重下降和营养不良，对患者的生活质量造成显著影响。此外，胃轻瘫患者常伴有焦虑、抑郁等心理问题。

## 49．什么是药物性肝损伤

药物性肝损伤是指由各类化学药品（如处方药或非处方药）、

生物制剂（如疫苗）、中成药（如中药饮片）、保健品（如膳食补充剂）及其代谢产物甚至辅料所导致的肝脏功能或结构损害。药物性肝损伤是重要的药物不良反应，严重者可导致急性肝衰竭甚至死亡。

药物性肝损伤患者通常表现为食欲缺乏、恶心、呕吐、厌油腻、腹痛、腹胀等，严重者可能出现皮肤瘙痒、眼黄、尿黄等症状。

临床常见的容易造成肝损伤的药物包括但不限于：退烧药、镇痛药、抗病毒药、抗生素、降脂药、抗结核药、抗肿瘤药等。少部分性激素药，如孕激素、雌激素等，以及有些汤药、中成药、藏药、蒙药等，也可能会造成药物性肝损伤。

## 50．药物性肝损伤可以恢复正常吗

既往研究显示：70% ～ 80% 的药物性肝损伤可恢复正常；约 10% 的药物性肝损伤可能会发展为慢性肝病，无法恢复正常；另有 5% ～ 10% 的患者可能会出现肝衰竭，严重时可能危及生命，需进行肝移植。

## 51．药物性肝损伤是否会发展成肝硬化或肝癌

绝大部分药物性肝损伤不会发展为肝硬化或肝癌。然而，约有 10% 的病例可能发展为慢性肝病，这部分患者肝功能恢复可

能会不尽如人意，通常超声检查会发现弥漫性肝病的存在，肝脏弹性检查可能会提示肝硬度增加，腹部 CT 或磁共振成像可显示门静脉高压或脾大等表现。若药物性肝损伤发展为慢性肝病，且患者未及时接受治疗，任由病情发展，最终可能会导致肝硬化或肝癌。此外，因药物而导致的肝衰竭，也可能有发展为肝硬化的风险。

## 52．我国肝癌高危人群如何界定

对于肝癌高危人群的定义，首要关注的是乙肝病毒或丙肝病毒感染所导致的慢性肝炎，这一因素在肝癌发病中占据首要高危地位。其次是酗酒导致的酒精性肝病，它被明确列为肝癌的第二大高危因素。

其他肝癌高危因素还包括长期食用被黄曲霉毒素污染的食物、各类其他原因引起的肝硬化及有肝癌家族史等。

## 53．什么是“肝癌的三级预防”

首先是“一级预防”，即病因预防，是通过识别、消除或减少病因或致病因素来防止或减少相关疾病的发生。

其次是“二级预防”，又称临床前期预防或“三早预防”，其核心是在疾病尚未出现明显临床症状的初期阶段，采取早发现、早诊断、早治疗的“三早”策略，以阻断疾病的进一步发展和恶化。

最后是“三级预防”，亦称临床预防，指的是针对已明确诊断的患者，采取适时而有效的管理措施，以防止病情恶化、促使生理功能恢复、预防并发症和伤残的发生。

## 54. 什么是肝衰竭

肝衰竭是肝炎病毒、药物、酒精、自身免疫性肝病、肝豆状核变性等多种原因引起肝脏解毒、合成、代谢和生物转化功能严重损害，其主要表现包括黄疸、肝性脑病、凝血功能障碍、肝肾综合征等，病情危重，病死率极高。引起肝衰竭的病因在不同地区有明显差异，在欧洲和北美以酒精、药物为主，在亚太和非洲地区以乙肝病毒感染为主。乙肝在我国中度流行，是我国肝衰竭患者最常见的病因（66.24%），最常见的肝衰竭类型是慢加急性（亚急性）肝衰竭。

# 二 内　　镜

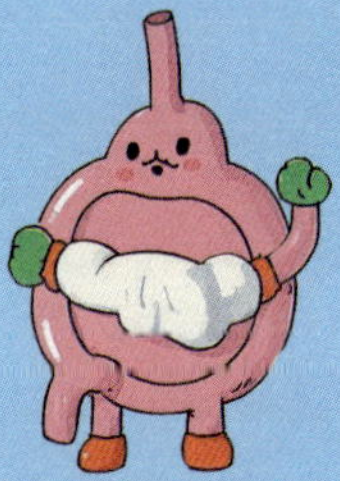

## 55. 什么是消化内镜检查

消化内镜检查是一组医学检查方法，它借助一条纤细、柔软、前端带有内视镜和/或超声探头等治疗所需设备的管子，经口或经肛门到达病变所在部位，以诊断和治疗消化系统疾病。主要包括胃镜、十二指肠镜、结肠镜、小肠镜、超声内镜等。

## 56. 消化内镜检查前需要做什么检查

消化内镜检查是指内镜通过口或者肛门进入消化系统各个脏器内进行检查。检查前需要常规进行抽血化验，检查是否存在凝血、肝肾等功能异常，乙肝、丙肝、梅毒及HIV感染；还需要进行心电图检查，评估心脏功能。

## 57. 消化内镜检查前患者需要做什么准备

（1）在内镜检查前一周患者需停用活血抗凝、抗血小板的药物，如阿司匹林、氯吡格雷、达比加群酯等，以及一些具有活血化瘀效果的中成药成分，如三七、银杏叶提取物等。

（2）检查前一天不要吸烟，以免检查时因咳嗽影响内镜的进入，同时禁烟还可以减少胃酸分泌，便于医生观察。

（3）如果患者有糖尿病，因检查当天没有进食，餐前不需要服用降糖药；非糖尿病患者必要时可以在医生指导下进行静脉输液，防止低血糖。

（4）最后需根据不同的内镜检查需要，患者在检查前 1 ～ 2 天进行相应的肠道准备及体位训练。

## 58. 什么是内镜下食管静脉曲张套扎术

内镜下食管静脉曲张套扎术（EVL）是内镜下治疗食管静脉曲张的一种方法，是经口插入内镜，在食管静脉曲张部位利用弹性橡皮圈结扎，诱发炎症反应，被套扎的曲张静脉会继发形成血栓，闭塞静脉后腐烂脱落，形成溃疡（图 1）。主要适用于急性食管静脉曲张破裂出血和消除曲张静脉。

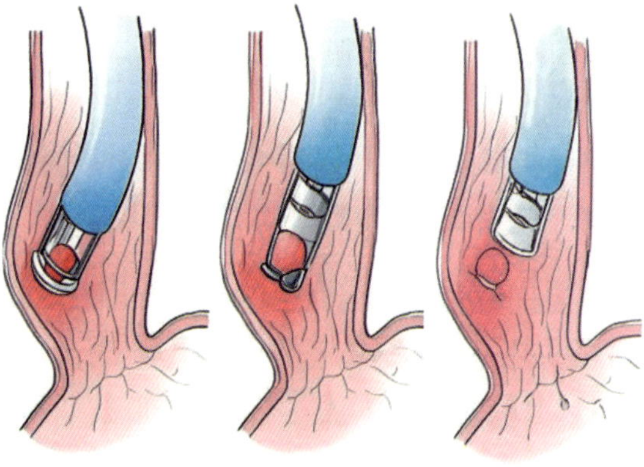


图 1　内镜下食管静脉曲张的套扎过程

注：a. 将套扎器调整至最佳位置；b. 使用负压将曲张静脉完全吸引至套扎环内；c. 迅速释放弹力橡皮圈。

## 59. 什么是经口内镜下食管括约肌切开术

经口内镜下食管括约肌切开术（POEM）是治疗贲门失弛缓症的一种方式。贲门失弛缓症是一种吞咽后食管部位无蠕动、贲门括约肌弛缓不良的一种疾病，临床主要表现为吞咽困难、反酸、呛咳等。而POEM是通过内镜下建立黏膜下隧道，切断食管下端，以及胃上端的环形肌束，从而达到减轻食管下端括约肌压力的目的（图2）。

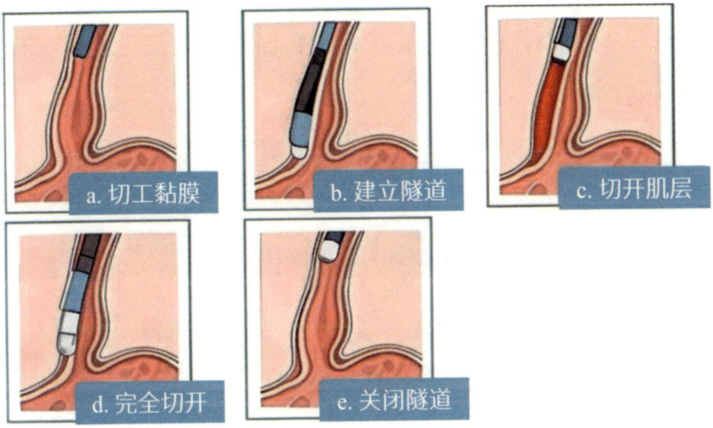


图2　经口内镜下食管括约肌切开术（POEM）操作过程

## 60. 食管测压检查应该注意什么

在检查前一天晚上的十点以后禁食、禁水，直至检查结束。在检查前48小时停止服用相关的治疗药物，如硝酸甘油、胃动力药、抑酸剂等。检查结束后如无不适即可恢复饮食。检查后若有鼻部不适或者少量鼻腔分泌物是正常的，不必过度担心，但如果鼻腔黏膜有出血、疼痛等症状，请及时就医。

## 61．什么是胃镜检查

胃镜检查是一种医学检查方法，它借助一条纤细、柔软、前端带有内视镜的管子伸入胃中，并通过内视镜顺次、清晰地观察食管、胃、十二指肠的病变（图3、图4）。医生同时可以通过管子上的小孔伸入夹子，对病变部位进行组织活检，以进一步明确诊断。

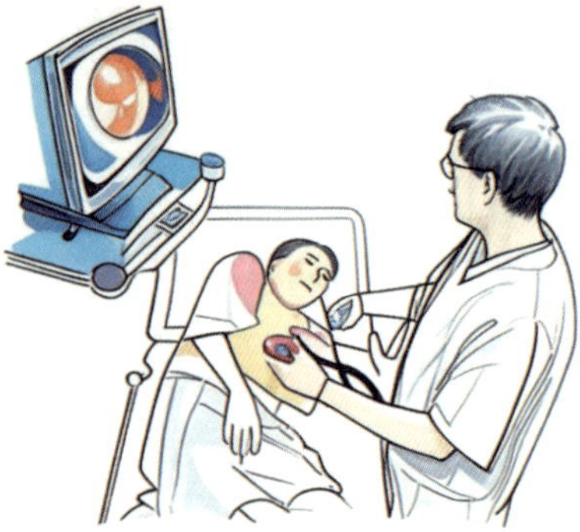

图3　胃镜检查

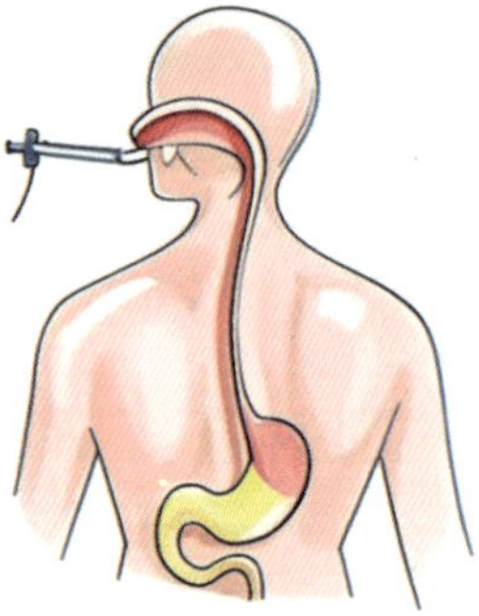

图4　胃镜检查的消化道部位

## 62．出现哪些症状需要做胃镜检查

出现下列症状提示需要做胃镜检查：①有上消化道的症状，

如恶心、呕吐等需要明确原因的；②不明原因的呕血等上消化道出血的；③怀疑有黏膜病变或者肿瘤，X线钡餐检查不能确诊的；④已经确诊的上消化道病变需要随访复查的；⑤药物治疗后或者手术后需要随访复查的；⑥需要做胃镜下治疗的。

## 63．什么情况不适合做胃镜检查

有下列症状或者疾病的患者不建议做胃镜检查：①有严重的心肺疾病；②整体情况不平稳，呈休克、昏迷等危重状态；③有上消化道急性穿孔；④无法配合或胃镜无法插入（如有严重的咽喉疾病）；⑤食道和胃有急性炎症；⑥有主动脉瘤或者严重的颈胸椎畸形。

## 64．胃镜检查后如何饮食

胃镜检查后2小时内禁食、禁水。未做切片活检的患者2小时后可以喝水，当天吃温凉软食，次日可恢复正常饮食。做活检的患者2小时后遵医嘱方可饮水，无吞咽困难及呛咳再过渡到温凉细软食。检查后1～2天内，应进食半流质饮食（如鸡蛋羹、面片汤等），避免辛辣刺激性食物。若行内镜下息肉切除术，术后5～7天逐渐过渡到少渣饮食（如酸奶、藕粉、大米粥、面条等），避免吃蔬菜、水果、粗粮、坚果等粗纤维食物。

## 65. 胃镜检查后可以正常活动吗

由于胃镜检查时注入空气，检查后常有腹胀、腹部不适，可以适当活动，排气后多可好转。若行息肉切除术，术后 1 周居家休息，减少活动，避免剧烈运动、搬重物、长途旅行等，不要泡温泉。

## 66. 胃镜检查后需要注意什么

胃镜检查后 24 小时内注意观察有无剧烈腹痛、呕血及便血，警惕并发症的发生。同时，检查时为了便于观察食管和胃内的情况，有时要注入有色液体，这种情况排尿排便可能有颜色改变，或有烧心症状，此症状为胃镜后正常情况，不必担心，可自行缓解。

## 67. 胃镜检查前可以吃降压药吗

高血压患者做胃镜检查，可以在检查前 4 小时左右吃降压药，吃药时少量水送服，服药后即禁食、禁水，以免影响胃镜检查结果。

## 68. 胃镜检查中如何配合医生

胃镜检查过程中，最主要的是呼吸的配合，当医生把内镜插入咽部时会有恶心的感觉，此时需要尽量用鼻部做深呼吸的动作以放松咽部，在咽部放松后，进行吞咽动作，胃镜即可顺利插入食管，进入食管后则需要做鼻子吸气、嘴哈气的动作，像哈玻璃一样，深呼吸的动作会将恶心的感觉降到最低。另外，在镜子送行过程中放松身体，采用左侧卧位，同时松开裤腰带、腿弯曲，不要吞咽口水，以避免呛住，让唾液自然流到嘴边的弯盘内即可，如有不适举手向医生示意。

## 69. 什么是肠镜检查

肠镜是临床常用的一种医学检查方法，通过一根末端带有光源电子摄影机的可弯曲的纤维软管，直径约 1cm，长 140cm，通过肛门缓慢进入大肠，以检查大肠病变部位，并进行相应诊断或治疗（图 5、图 6）。

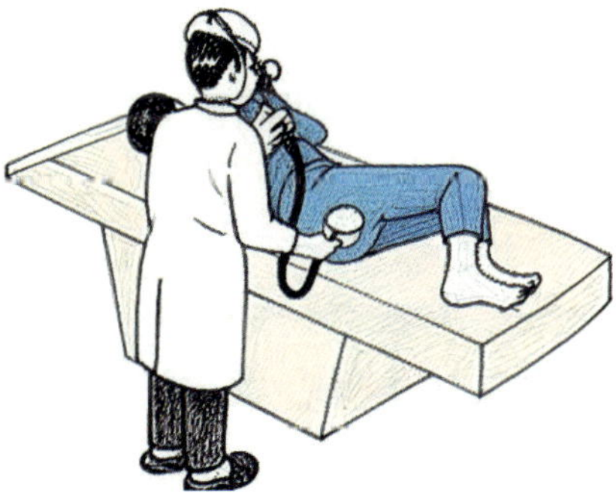

图 5　肠镜检查

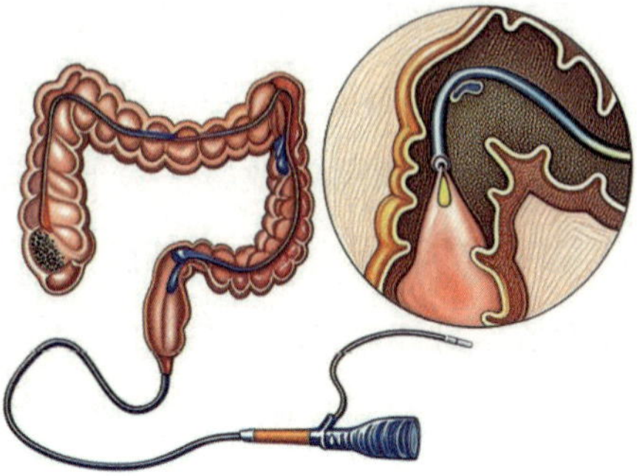

图6　肠镜检查的部位

## 70．出现哪些症状需要做肠镜检查

出现下列症状提示需要做肠镜检查：①大便不正常，呈黏液便或者血便；②腹痛、腹泻反复发作；③怀疑有大肠肿瘤；④结肠回盲部有病变，性质未明确；⑤腹部不明原因出现包块；⑥出现不明原因的低位肠梗阻（腹胀、腹痛、呕吐、停止排气和排便）；⑦肠息肉、炎症性肠病（IBD）、结肠癌等需要明确病变范围及随访复查的；⑧需要做肠镜下治疗的；⑨健康人群的结肠癌筛查。

## 71．什么情况不适合做肠镜检查

有下列症状或者疾病的患者不建议做肠镜检查：①有中毒性巨结肠、消化道穿孔的（绝对禁忌证）；②有严重的基础病、妊娠、器官功能衰竭或者不能配合的；③肠镜的相对禁忌证也有很多，具体的由医生筛查、评估后决定。

## 72．肠镜检查前如何饮食

检查前三天选择少渣/半流食，如大米粥、藕粉、面条、米饭、馒头、豆腐、鸡蛋羹、牛奶、酸奶、肠内营养制剂。不要添加食用油。禁止食用所有的蔬菜、水果和粗粮。检查前一天晚餐后至检查结束不再进食任何固体食物，也不喝蛋白质、脂肪或含渣饮料（如豆浆、牛奶、酸奶等）。

## 73．肠镜检查前常用的泻药种类

肠镜检查前常用的泻药为复方聚乙二醇电解质散（和爽）和西甲硅油（柏西）。对于既往聚乙二醇服用无效的患者，一般使用硫酸镁导泻。不推荐使用甘露醇清洁肠道。

## 74．肠镜检查前泻药如何服用

若行普通肠镜检查，晚餐后 3 小时（约 8 点）开始服用，一袋和爽约 1 小时内喝完，边喝边走动，9 点左右开始服用第二袋，检查当天晨起（约 5 点）服用第三袋，半瓶柏西加入第三袋和爽中同服，喝完第三袋和爽后（约 6 点）禁食、禁水。

若拟行无痛（全麻）肠镜或同时行胃镜检查，检查前一天晚 6 点后不再进食，晚 7 点至 10 点之间服完 3000ml 和爽溶液，并在晚上 12 点后禁食、禁水（表 2）。

表 2　复方聚乙二醇电解质散（和爽）配置及服用方法

| 肠镜类型 | 服用时间 | 服用前、中、后注意事项 | 配置与服用方法 |
| --- | --- | --- | --- |
| 普通肠镜 | 第 1 袋：约晚上 8 点～9 点；第 2 袋：约晚上 9 点～10 点；第 3 袋：检查当天晨起约 5 点～6 点（假设检查时间为早上 10 点） | 1. 检查前一日晚餐后开始禁食；<br>2. 晚餐后 3 小时开始服用第 1 袋和爽；<br>3. 服用最后一袋和爽后须禁水；<br>4. 肠镜检查前至少禁水 4 小时 | ● 将和爽粉末倒入 ≥ 1000ml 有刻度的容器中；<br>● 向容器内加入 1000ml 的凉白开水混匀；<br>● 在最后一袋和爽配置时需要加入半瓶柏西；<br>● 配制好的溶液需每 15 分钟大口服用 250ml；<br>● 服用间歇期来回走动，保证肠道蠕动 |
| 无痛（全麻）肠镜 | 第 1 袋：约晚上 7 点～8 点；第 2 袋：约晚上 8 点～9 点；第 3 袋：约晚上 9 点～10 点（假设检查时间为早上 10 点） | 1. 检查前一日晚 6 点后开始禁食；<br>2. 服用最后一袋和爽后须禁水；<br>3. 无痛（全麻）肠镜检查前，特别是和无痛（全麻）胃镜一起检查时，至少禁水 6～7 小时 | |

## 75. 服用泻药有什么注意事项

开始服药 1 小时后，肠道运动加快，排便前患者可能感到腹胀、恶心、呕吐，如有严重腹胀或不适，可放慢服用速度或暂停服用，待症状消除后再继续服用，直至排出清水样便；如排便性状达不到上述要求，告知医生，遵医嘱可加服和爽或清水，但总量一般不超过 4L；若肠镜前仍未排不含粪渣的清水样便，医生根据情况选择甘油灌肠剂灌肠、温盐水灌肠等，也会根据病情延期检查。

## 76．怎么判断清肠效果

观察大便，大便呈清水样便，无粪渣即可，也就是我们常说的“排的便和尿一样”，无渣、色浅（图 7）。

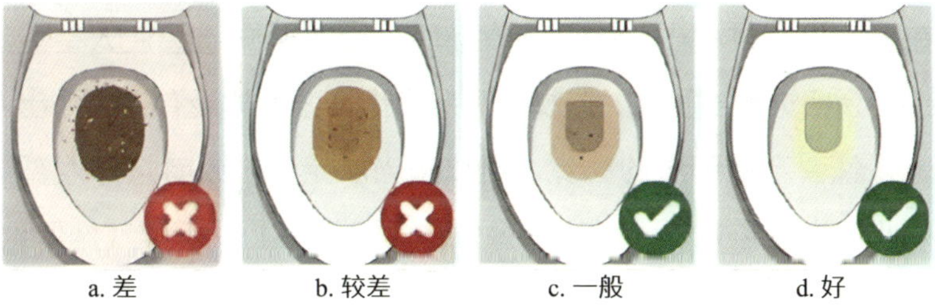


图 7　肠道准备“合格”和“不合格”的大便形态

## 77．肠镜检查后如何饮食

肠镜检查结束后，不能马上进食水，需要等待排气、腹胀消失后，在医生指导下进食易消化的流食，如稀饭、米汤、线面、藕粉、鸡蛋羹、米糊等。戒烟、酒，少喝浓茶、咖啡、可乐，忌生冷、坚硬和有刺激性的食物，食物不宜过甜、过咸或过冷、过热。

## 78. 肠镜检查后需要注意什么

肠镜检查结束后，需要注意有无突然出现剧烈腹痛、腹胀、排鲜红色或者暗红色的大便，心悸、乏力、手足厥冷、出冷汗、烦躁不安等症状。若出现上述症状则表明可能出现了肠镜的并发症出血或者穿孔，请及时通知医护人员进行进一步的判断和处理。

## 79. 做完肠镜肚子胀正常吗

做完肠镜后肚子胀大多是短暂性的，因此不必太过担心。在肠镜检查过程中，因要观察肠腔黏膜需要向肠腔注入空气，患者会感觉腹部胀痛。若操作后肠道内多余气体没有完全排出，患者就会产生腹胀的感觉，可以适当多走动，或者按摩腹部，以此促进肠道蠕动，排出多余气体。另外，上厕所排气排便也能起到一定缓解作用。

## 80. 肠息肉切除术后能否乘坐飞机

做了肠息肉切除手术，不能马上坐飞机。因为肠息肉切除术后肠内存在残余气体，机舱内的压力变化，可能会增加腹痛，以及出血、穿孔的风险，如果人在飞机上突发意外，也会耽误抢救时机。此外，坐飞机免不了提行李，负重也会使得腹压增加，增加伤口出血的风险。息肉切除术后建议两周内不要远行及徒步，因为延迟性出血跟穿孔可能会发生在这段时间。

## 81．什么是无痛胃镜和无痛肠镜检查

无痛胃镜和无痛肠镜检查是指在静脉麻醉的状态下行胃肠镜检查，通过静脉给患者注入适量的麻醉、镇静剂，使患者处于松弛的睡眠状态，而后行胃肠镜检查。患者全程无意识，因此也不会有痛苦的感觉，可以有效避免胃肠镜插入过程中的痛苦体验。

## 82．什么是胶囊内镜

目前胶囊内镜主要用于小肠的检查，就是给患者吞下一颗特殊的胶囊，胶囊里面内置摄像机和信号传导系统，让患者吞下这颗胶囊以后，胶囊会随着小肠的蠕动一点点地往下走，同时不停地拍着小肠的片子，然后再通过信号传导系统，把拍的片子传导到体外的记录仪，把体外记录仪里面的数据传导出来，医生就可以看到小肠的图片，再做诊断。

## 83．什么样的人适合做胶囊内镜

以下几类人群适合做胶囊内镜：①消化系统疾病需要复查的患者，如息肉、炎症、溃疡、出血等；②长期腹痛、腹泻、食

欲缺乏、排黑便或柏油样便、不明原因的消瘦、贫血的患者等；③消化系统疾病的高危人群，如家族史有消化道肿瘤、饮食作息不规律、经常大量饮酒等；④常规的胃肠镜检查未能明确诊断的患者；⑤需要行胃肠镜检查但对常规胃肠镜不耐受，除外胶囊内镜禁忌证的患者。

## 84．什么情况不适合做胶囊内镜

以下几类患者不建议做胶囊内镜：①明确有消化道梗阻的患者；②胃肠动力紊乱（如胃轻瘫、便秘等）的患者；③消化道结构改变（包括消化道穿孔、消化道憩室等）的患者；④体内有起搏器、除颤器等植入式电子医疗设备的患者；⑤肠道存在广泛炎症的患者。

## 85．胶囊内镜有什么优点

胶囊内镜和普通胃肠镜相比优点在于：普通胃肠镜的体验感比较痛苦，在插入内镜的过程中患者常常感觉恶心难耐，这也是大多数人抗拒做胃肠镜的原因之一，而胶囊内镜完美地解决了这一问题，患者只需要喝泻药把肠道清空，吞下胶囊就可以。

## 86．胶囊内镜有什么缺点

胶囊内镜的不足之处在于：首先，胶囊内镜无法撑开，对肠道病变的观察存在局限性；其次，胶囊内镜在发现病变位置时不能停止移动，也就无法仔细观察病变情况、无法取病理活检；再次，胶囊内镜会在消化道狭窄和梗阻的部位发生嵌顿，无法排出体外，则需要手术取出；最后，胶囊内镜的价格偏高，在四五千元左右，而普通胃肠镜检查也就在三四百元左右。

## 87. 做胶囊内镜需要注意什么

进行胶囊内镜检查时，需穿戴记录仪远离强磁场电场，确保绿灯闪烁。检查持续 8～10 小时，期间自由走动但避免剧烈运动，2 小时内禁食、禁水，4 小时后少量进干食，如饼干等，检查结束恢复正常饮食。若设备支持，吞服后 2 小时定时观察胶囊位置。完成后注意胶囊排出，72 小时内未排出需就医检查。

## 88. 什么是内镜下黏膜剥离术

内镜下黏膜剥离术，也就是我们常说的 ESD 术，主要适用于早期食管癌、早期胃癌、早期结直肠癌及癌前病变，其原理是利用各种电刀，在内镜的直视下，对大于 2cm 的病变进行黏膜下剥离，可以达到与外科开放手术一样的效果，实现较大病变的整块切除，并提供准确的病理诊断分期。

## 89. 内镜下黏膜剥离术术后如何饮食

ESD 术后需要禁食、禁水，一般术后 2 ～ 3 天可以进食温凉的流食，如水、米汤等，辅以安素、瑞代等肠内营养制剂补充营养，术后一周逐步过渡至半流食、软食，如鸡蛋羹、面片汤等，如无不适，2 周后恢复普通饮食。若恢复饮食后出现腹胀、腹痛等不适症状或术中创面较大，则适当延长禁食时间。

## 90. 内镜下黏膜剥离术术后多久可以恢复到正常

当病变黏膜剥离后，医生会对创面所有可见血管进行预防性止血处理，对可能发生渗血部位用止血钳、氩离子凝固术、钛夹夹闭等。术中使用的钛夹会随着创面的愈合自动脱落排出，而后手术创面会形成溃疡，一般 1 ～ 2 个月后完全愈合。

## 91. 什么是内镜下黏膜切除术

内镜下黏膜切除术，也就是我们常说的 EMR 术，是于病变的黏膜下层注入生理盐水，使病变基底隆起，再利用圈套器套住病灶，收紧后用高频电切除。其目的是切除部分黏膜，深度可以达到黏膜下组织，因而可起到治疗黏膜病变的作用。此项操作主要适用于小于 2cm 的平坦性病变：如胃肠道早期癌、平坦型腺瘤、黏膜下肿瘤等。

## 92. 内镜下黏膜切除术和内镜下黏膜剥离术有什么区别

EMR 和 ESD 同为内镜手术方式，其区别在于手术部位、手术范围和手术方式不同（图 8、图 9）。EMR 主要针对黏膜层，适用于小于 2cm 的病变，而 ESD 则是在黏膜下层进行操作，可以用于病变范围更大更深的黏膜。简单来说，ESD 是 EMR 的进阶版，所能切除的范围和深度比 EMR 多。

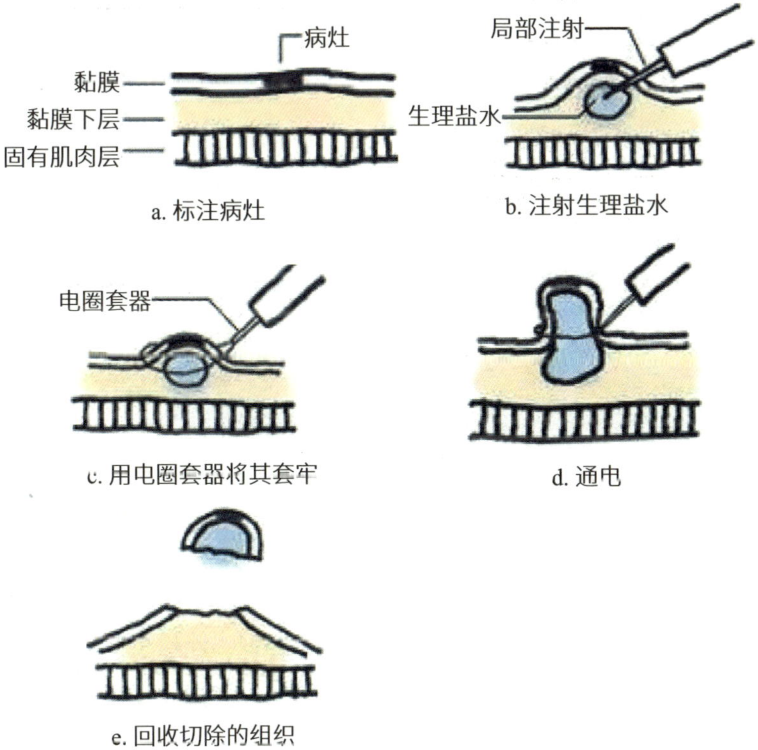


图 8　内镜下黏膜切除术（EMR）手术技法

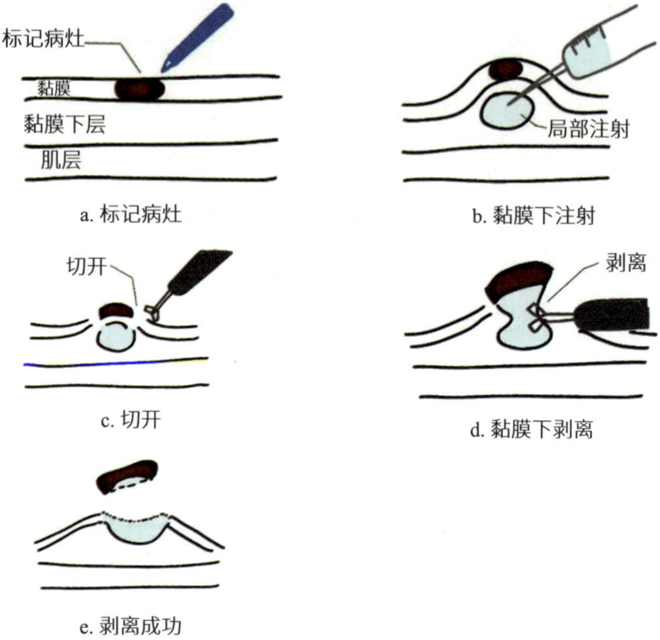


图 9 内镜下黏膜剥离术（ESD）手术技法

## 93. 什么是经内镜逆行性胰胆管造影术

经内镜逆行性胰胆管造影术，也就是我们常说的 ERCP 术，是指将十二指肠镜插入到十二指肠降部，找到十二指肠乳头，通过活检管道插入造影导管至乳头开口部，注入造影剂后 X 线拍片，以显示胰胆管的技术。其优点在于相比外科手术创伤小、操作时间短、并发症更少、住院时间也大大缩短，如今已经成为胰胆疾病的重要治疗手段。

## 94. 哪些胰胆疾病适合做经内镜逆行性胰胆管造影术

胆管相关疾病：胆管结石、胆管炎症、胆管狭窄、胆管肿瘤等。胰腺疾病：急慢性胰腺炎、胰管结石、胰管狭窄、胰腺肿瘤等。

## 95. 什么情况不建议做经内镜逆行性胰胆管造影术

①有严重的心肺功能不全而不能耐受内镜检查的患者；②有上消化道梗阻内镜无法插入的患者；③对碘过敏的患者；④非结石嵌顿所致的急性胰腺炎或急性胆道感染；⑤精神行为异常所致极度不配合的患者。

## 96. 什么是内镜下十二指肠乳头括约肌切开术

内镜下十二指肠乳头括约肌切开术（EST）是基于ERCP（经内镜逆行胰胆管造影）的微创治疗技术。该手术通过十二指肠镜导入高频电刀，选择性切开十二指肠乳头括约肌，从而扩大胆总管末端开口。EST主要适用于以下情况：ERCP术中发现的胆总管结石，通过切开括约肌便于网篮取石；胆总管下端良性狭窄或Oddi括约肌功能障碍，通过切开实现胆汁引流；为后续放置胆管支架或鼻胆管引流创造条件。

## 97. 为什么经内镜逆行性胰胆管造影术术后2小时、6小时要抽血

胰腺炎是ERCP较常见的并发症，其确诊方法为血液淀粉酶和脂肪酶高出正常范围三倍以上，影像学胰腺有明显的改变，伴有或不伴有腹痛。ERCP术后2小时、6小时抽血检查项目为胰腺功能，也就是血清淀粉酶和脂肪酶，是为了初步确定ERCP术后是否并发胰腺炎。

## 98. 经内镜逆行性胰胆管造影术术后如何饮食

ERCP术后当天常规禁食禁水，通过外周静脉输液来维持。待第二天抽血化验淀粉酶、脂肪酶、肝肾功能、血常规恢复正常，且未有发热、腹痛等症状后，可少量饮水，饮水未有不适后可进清流食，如米汤，流食期间辅以安素、瑞代等肠内营养制剂补充营养，术后1周逐步过渡至半流食、软食，如鸡蛋羹、面片汤等，若无不适，2周后恢复普通饮食。

## 99. 什么是超声内镜

超声内镜是一种将内镜和超声相结合的技术，将超声探头置入内镜前端，通过内镜到达消化道各处，在内镜直接观察消化道腔内形态的同时进行超声扫描，以获得消化道各层次的组织学特征及周围邻近脏器的超声图像。

## 100. 什么是双气囊小肠镜

双气囊小肠镜和普通内镜不同，其内镜和镜身外套管头部各有一个可充气、放气的球囊，检查时通过两个气囊轮流充气、放气，将肠管套拉至内镜上，并使内镜在外套管的协助下缓慢插入小肠深部。根据病变在小肠中的部位不同，双气囊小肠镜可以选择经口或者经肛门进入。

## 101. 哪种情况适合做双气囊小肠镜

（1）胶囊内镜后怀疑有小肠病变需确定的患者。

（2）小肠出血原因不明的患者。

（3）小肠梗阻原因不明的患者。

（4）有小肠肿瘤，做小肠病变手术前需定位的患者。

（5）炎症性肠病的患者。

（6）其他怀疑有小肠病变待确诊的患者。

## 102. 什么是 $^{13}C$ 呼气试验

$^{13}C$ 呼气试验是检测有无幽门螺杆菌现症感染的一种非侵入性方法。用呼气样品测定 $^{13}CO_2$ 的量即可判断是否有幽门螺杆菌感染及感染的程度。

## 103. 什么是 $^{14}C$ 呼气试验

$^{14}C$ 和 $^{13}C$ 均为呼吸试验监测系统，$^{14}C$ 呼气试验和 $^{13}C$ 呼气试验一样，都是用来检测幽门螺杆菌感染的一种敏感检测方法，也是幽门螺杆菌检查的金标准。

## 104. $^{13}C$ 呼气试验和 $^{14}C$ 呼气试验有什么区别

这两者的区别在于有无辐射。$^{13}C$ 作为一种碳同位素，并不具备放射性，所以 $^{13}C$ 呼气试验没有放射性，更适合儿童、孕妇或者老年患者。$^{14}C$ 是放射性同位素，所以 $^{14}C$ 呼气试验具有一定的放射性，不过它带来的微量辐射不会对健康产生可见影响。

# 三 用 药

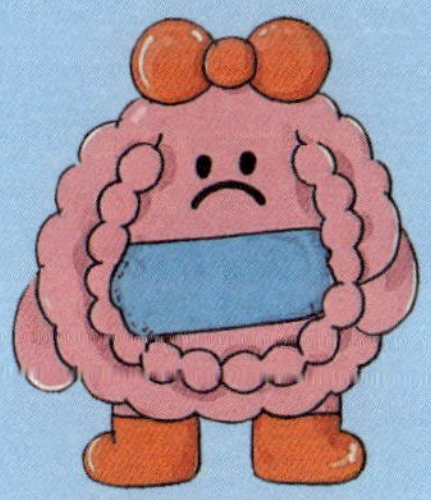

## 105．抗幽门螺杆菌的四联药物需要吃多长时间

通常需服用一个疗程，10～14 天，具体以专科医生的建议为主。用药期间要注意做到连续、规范、完整地完成整个疗程，不能间隔用药，若间隔用药可能无法根除幽门螺杆菌，还可能进一步诱导细菌耐药，使得细菌更难被杀灭。

## 106．服用完抗幽门螺杆菌的四联药物后多长时间复查

服用完抗幽门螺杆菌（HP）四联药物后，一般需停药 1 个月左右再复查，需要注意停药期间最好不要服用抑酸剂（如××拉唑类、××替丁类）、铋剂（如果胶铋、丽珠得乐、次碳酸铋等）等治疗胃部的药物，以及抗生素、清热解毒类中成药，以免影响复查结果。同时，大蒜有短暂抑制 HP 的作用，复查前需避免食用。

## 107．治疗胃病的药饭前吃还是饭后吃

治疗胃病的药物有很多类，不同用途的药物服用时间也不同（表 3）。

表 3　常见胃药建议服用时间

| 分类 | 常见药物 | 建议服用时间 |
| --- | --- | --- |
| 胃动力药 | 多潘立酮（吗丁啉）、甲氧氯普胺（胃复安）、西沙必利等 | 饭前 30 ~ 60 分钟服用 |
| 抗酸药 | 碳酸氢钠、氢氧化铝、氧化镁等 | 饭后 1 ~ 2 小时服用 |
| 抑酸药 | 奥美拉唑、法莫替丁等 | 饭前 30 ~ 60 分钟服用 |
| 胃黏膜保护剂 | 磷酸铝凝胶、果胶铋、硫糖铝、铝碳酸镁咀嚼片 | 可以饭前吃，也可以饭后吃 |

## 108. 糖尿病患者可以服用乳果糖口服溶液促排便吗

由于乳果糖是人工合成双糖，由 D- 半乳糖和果糖合成，几乎不会被人体吸收，服用后会以原型到达结肠，继而被肠道菌群分解代谢。因此，虽然乳果糖口服液含糖，但如果是治疗便秘的剂量，不会对糖尿病患者产生异常的影响，可以服用。

## 109. 通便药可以长期使用吗

通常不建议。我们常用的通便药包括麻仁软胶囊、芦荟胶囊等，长期使用通便药，会对其产生依赖作用，而导致肠道自主蠕动功能下降；并且还易引起胃肠功能紊乱，进而导致消化吸收不良；另外，某些通便药需要通过肾脏排泄，长期使用可能会造成肾脏损害；通便药对肠道黏膜也是一种刺激，通便药中的某些成分长期使用可能会导致结肠黑变。

## 110. 蒙脱石散为什么可以治疗“拉肚子”

临床上，蒙脱石散常用于成人急、慢性腹泻及儿童急性腹泻。蒙脱石散是一种吸附药，简单来说，也就是蒙脱石散可以吸附肠道内的病毒、细菌及其产生的毒素，并在肠道黏膜表面形成一道保护屏障，从而实现对消化道黏膜的保护作用，以此达到阻挡有害物质继续侵袭、破坏的作用。

## 111. 蒙脱石散什么时候吃

（1）食物会影响蒙脱石散在肠道表面的覆盖，因此针对急性腹泻患者，应立即服用。

（2）针对胃炎、结肠炎、一般腹泻患者，适宜在两餐间空腹服用，避免在饭前或饭后 30 分钟之内服用，服药后至少 2 ～ 3 小时内不要吃东西。

（3）每天 3 次服用最佳时间为清晨空腹 1 次、午餐后 2 小时以上 1 次、临睡前空腹状态 1 次。

## 112. 服用蒙脱石散有哪些注意事项

（1）服用蒙脱石散时，需注意与其他药物间隔至少 1 ～ 2 小时服用，避免其吸附作用影响药效。

（2）若需联用抗菌药物与微生态制剂，应依次服用抗菌药物、蒙脱石散（间隔 2 小时）、微生态制剂，并避免与红霉素、阿奇霉素同用。

（3）关注便秘等不良反应，适量调整剂量，腹泻缓解后及时停药，避免长期服用。

## 113．微生态制剂是什么

微生态制剂又称微生态调节剂，是根据微生态学原理，利用对宿主有益的正常微生物或其促进物质制备成的制剂，具有维持或调整微生态平衡、防治疾病和增进宿主健康的作用。微生态制剂分为益生菌、益生元和合生元。

## 114．常见微生态制剂的储存方法

常见微生态制剂的储存方法见表 4。

表 4　常见微生态制剂的储存方法

| 储存条件 | 药品名称 |
| --- | --- |
| 2 ~ 8℃避光保存 | 双歧杆菌三联活菌散、双歧杆菌乳杆菌三联活菌片、酪酸梭菌二联活菌散、双歧杆菌四联活菌片 |
| 20℃以下保存 | 口服乳酸菌 LB 散、复方嗜酸乳杆菌片*、复方乳酸菌肠溶胶囊* |
| 25℃以下保存 | 枯草杆菌二联活菌颗粒*、枯草杆菌二联活菌肠溶胶囊*、布拉氏酵母菌散、蜡样芽孢杆菌活菌胶囊* |
| 室温 | 地衣芽孢杆菌活菌颗粒*、酪酸梭菌肠球菌三联活菌片、酪酸梭菌活菌散 |

注：* 为需避光。

## 115. 通过静脉输注的“大袋牛奶”是什么

那是肠外营养液。肠外营养液是由葡萄糖、氨基酸、脂肪乳、电解质、多种微量元素和维生素等营养物质按一定比例和顺序混合配制而成，通过静脉途径为机体补充营养的一种注射液。当胃肠道功能障碍或肠内营养不能满足机体需要时，就需要肠外营养的支持。当然，以上物质并不是每个患者都所必需的，医生会根据患者实际需要，开具适宜患者营养需求的肠外营养液。

## 116. 哪些药物不可以研碎入胃管

各种缓释/控释片（如硝苯地平控释片、硝苯地平缓释片、氯化钾缓释片、单硝酸异山梨酯缓释片、二甲双胍缓释片、格列吡嗪控释片等）、含片、舌下片（硝酸甘油片）、肠溶包衣片（如雷贝拉唑肠溶片、阿司匹林肠溶片、兰索拉唑肠溶片等）不适合研碎入胃管。奥美拉唑肠溶片、兰索拉唑肠溶胶囊等使用了肠溶微丸压片工艺，此类药物可以进行鼻饲，会保留其肠溶效果。

## 117. 胰岛素的注射部位在哪里

人体适合注射胰岛素的部位分别为腹部、大腿外侧、上臂外侧和臀部外上侧。因为腹部皮下的吸收速度较快，短效胰岛素（重组人胰岛素）注射部位首选腹部（图 10）。

腹部：胰岛素吸收率达到100%。

上臂外侧：胰岛素吸收率为85%。

大腿外侧：胰岛素吸收率为70%，需捏起皮肤注射。

臀部外上侧：胰岛素吸收率最慢，无需捏起皮肤注射。

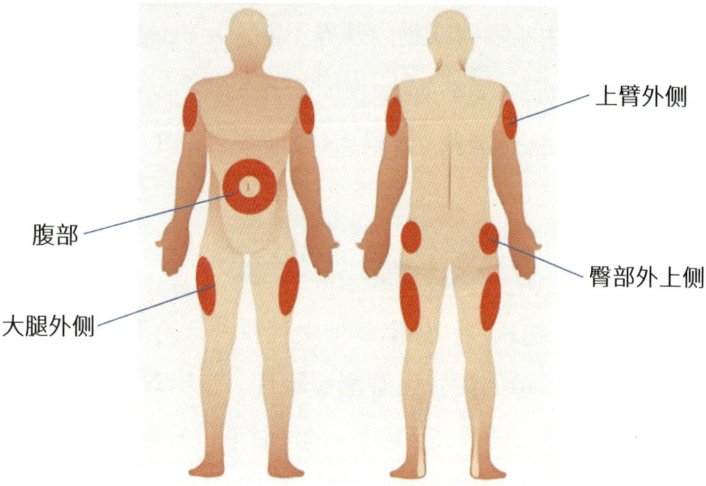


图10　胰岛素注射部位

## 118. 胰岛素如何储存

胰岛素是一种精细的蛋白质分子，它在受热、冷冻或搅动大的情况下易遭到破坏。0℃以下，胰岛素的活性会被破坏，30℃以上，胰岛素的活性会降低。

未开封的胰岛素（包括瓶装胰岛素、胰岛素笔芯和胰岛素预充注射笔）应储藏在2～8℃的环境中。避免冷冻和阳光直射，防止反复震荡。

已开启的、正在使用的胰岛素，应当在室温（15 ～ 30℃）下贮存不超过 30 天，或按照生产厂家的建议贮存，且不超过有效期。

## 119．消化酶可以长期服用吗

消化酶不可以长期服用，应在医生指导下规律服用。大部分消化酶经过肝脏、肾脏代谢，长期服用会加重肝肾负担，用药过度还会引起肝肾功能的损伤。且长期不当使用消化酶可能会影响肠道微生态平衡，间接影响营养物质的正常吸收。

## 120．胰酶肠溶胶囊服用的注意事项有哪些

胰酶肠溶胶囊是消化科常见的消化酶制剂。建议在餐前半小时整颗吞服，勿碾碎或咀嚼，若整粒吞服困难（如老人或小孩），可打开胶囊，将胰酶微粒与水或流食（如果汁）混合后同饮，但应立即服用，不可保存。另外其不宜与酸性药物同服，避免影响药物效价。

## 121．抑酸药与抗酸药的区别有哪些

抑酸药分为质子泵抑制剂（奥美拉唑、兰索拉唑等）、受体拮抗剂（西咪替丁、雷尼替丁等）。质子泵抑制剂可抑制中枢，

对基础胃酸分泌、各种应激性胃酸分泌产生抑制作用。受体拮抗剂可抑制由进食、高血糖或迷走神经兴奋等刺激引起的胃酸分泌。

抗酸药不能直接抑制胃酸分泌，通过中和胃酸，降低胃内酸度，迅速缓解胃灼热、疼痛等症状，代表性药物有碳酸氢钠、铝碳酸镁、碳酸钙、氢氧化铝等。

## 122. 治疗便秘的药物有哪些

我们常用的通便药有润滑性药物、渗透性药物，以及具有泻下功效的中成药等。①润滑性药物：主要作用是润滑肠壁、软化大便、促进大便排出，如液状石蜡油、甘油、豆油或香油等。②渗透性药物：增加肠道内渗透压、吸附水分，保持肠道湿润，使大便易于排出，常见的有聚乙二醇、乳果糖等。③中成药：如复方芦荟胶囊、麻仁软胶囊等，能够促进肠道蠕动，帮助大便排出。无论哪种药物，一定要在医生指导下规范治疗，切勿擅自用药。

## 123. 胃镜前喝的微苦的液体是什么，有什么作用

胃镜前饮用的药物是盐酸达克罗宁胶浆（达己苏），是一种局麻药，用于上消化道内镜检查时喉头麻醉和润滑，同时，去除腔道内泡沫，使视野清晰，用时振摇，于胃镜检查前含于咽喉，

片刻后慢慢吞下，10 ～ 15 分钟后可行胃镜检查。

## 124. 内镜治疗中使用的荧光素钠有什么作用

荧光素钠是一种廉价的、无致突变性的荧光对比剂，显影速度快，15 秒内可显像，并且可以持续 30 分钟。静脉内荧光素可以突出显示被检查组织的血管结构、固有层及细胞内间隙，在消化内镜治疗中主要用于胆管、胆囊的显影。

## 125. 荧光素钠过敏的不良反应有什么

为避免荧光素钠造成严重过敏反应，使用前需皮试，推荐使用 1 %的荧光素钠 2 ml（或 2 %的荧光素钠 1 ml）静脉推注，观察 15 分钟。荧光素钠过敏的轻度反应包括恶心、呕吐、打喷嚏、瘙痒等，通常无需治疗，放松休息可缓解；中度反应包括荨麻疹、晕厥、血栓性静脉炎、发热、局部组织坏死等，需药物治疗（如口服扑尔敏）可逐渐消退；重度反应影响心脏、呼吸、神经系统，出现过敏性休克、低血压、心力衰竭、癫痫发作，甚至导致死亡，需积极抢救治疗。

## 126. 内镜检查后咽喉部不适可以使用什么药物

胃镜检查后咽喉部如有轻微不适，应避免剧烈咳嗽，以防不适感加重，如果咽喉部疼痛明显，可采用冷盐水含漱、含服润喉片、使用消肿止痛的外用药物进行处理。

## 127. 肠道准备不合格需要使用什么药物

肠道准备不合格可以在医生指导下使用开塞露、甘油灌肠剂、温盐水等灌肠，促进大便排出。非全麻手术者也可在医生指导下再次服用导泻药辅助排便。

## 128. 肠道准备时服用的西甲硅油/二甲硅油乳剂有什么作用

西甲硅油/二甲硅油乳剂主要通过直接作用于气泡表面，降低其表面张力，使气泡破裂释放，最后通过肠道蠕动排出。在肠道准备过程中，适当应用西甲硅油/二甲硅油乳剂可有效减少肠道内气泡的产生，从而提高肠道准备质量。

## 129. 醋酸奥曲肽有什么作用

醋酸奥曲肽是人工合成的天然生长抑素的八肽衍生物，其药理作用与生长抑素相似，但作用持续时间更长。其具有多种生理活性，如抑制生长激素、促甲状腺素；对胃酸、胰酶、胰高血糖素和胰岛素的分泌有抑制作用；能降低胃的运动和胆囊排空，抑制缩胆囊素-胰酶泌素的分泌，减少胰腺分泌，对胰腺实质细胞膜有直接保护作用。

## 130. 吲哚美辛栓有什么作用

吲哚美辛栓是吲哚乙酸类非甾体抗炎药，常规用于痛风、关节炎、关节软组织炎症、偏头痛、痛经镇痛，也常用于短暂的术后退热和术后疼痛治疗。日常使用方法为经肛门塞入 2cm 处，每天最多不超过 2 枚，即 200mg 剂量。

## 131. 吲哚美辛栓为什么能预防急性胰腺炎

吲哚美辛可通过抑制前列腺素的合成，减少炎症介质的释放，从而降低胰腺炎的发生。吲哚美辛具有一定的抗氧化作用，可以减少氧自由基的生成，保护胰腺细胞免受氧化损伤。吲哚美辛还可以通过扩张血管，增加胰腺的血液供应，改善组织的营养和氧气供应，有利于胰腺的修复和恢复。直肠给予吲哚美辛栓可以有效地预防 ERCP 术后高淀粉酶血症和胰腺炎的发生，并且术前 30 分钟或术后 10 分钟给药其效果相似。

## 132. 什么是生物制剂

生物制剂是指以各类具有医研价值的碳基生物为原料，利用传统技术或现代生物技术制造，作用于人体各类生理症状的预防、治疗和诊断的各种形态制剂。生物制剂在医药行业具体指免疫生物制剂，由微生物及其代谢产物、有效抗原成分、人或动物的血液、组织等加工而成，广泛应用于肿瘤、消化、皮肤、风湿免疫等科室。生物制剂具有高靶向性和特异性，能够精准治疗疾病，减少副作用。生物制剂的优点包括治疗过程简单、副作用小、起效快等；缺点是价格较高，适用范围有限。

## 133．消化科常用的生物制剂有哪些

英夫利西单抗是一种抗 TNF-α生物制剂，用于治疗炎症性肠病，特别是对于那些对传统治疗反应不佳的患者。

阿达木单抗和戈利木单抗也是抗 TNF-α生物制剂，用于治疗炎症性肠病，特别是在英夫利西单抗无效或不耐受的情况下。

维得利珠单抗是一种重组人源化 IgG1 单克隆抗体，它适用于对传统治疗或 TNF-α抑制剂应答不充分、失应答或不耐受的中至重度活动性成人克罗恩病和溃疡性结肠炎患者。

乌司奴单抗是一种抗 IL-12/23 生物制剂，用于治疗炎症性肠病，特别是对于那些对其他生物制剂反应不佳的患者。

## 134．使用生物制剂前需要使用什么药物

消化科常见生物制剂有英夫利西单抗、乌司奴单抗、阿达木单抗等，英夫利西单抗（类克）由 75% 的人类蛋白和 25% 的老鼠蛋白组成。阿达木单抗是一种可注射的生物制剂，由 100% 的人类蛋白质组成。由于所有这些蛋白质对机体来说都是外源

性的，因此，在使用生物制剂前需要在医生指导下使用抗过敏药物，如肌内注射苯海拉明、静脉注射地塞米松等。

## 135. 激素为什么能治疗溃疡性结肠炎

激素治疗溃疡性结肠炎，主要作用是：①减少白细胞和血浆漏出血管，从而减轻炎症和水肿；②稳定细胞的溶酶体膜；③减少纤维母细胞的再生；④抑制细胞免疫和抗体的形成，减少淋巴细胞在炎症部位的浸润；⑤激素保留灌肠可使结肠上皮的基底膜再生，并使肠道结缔组织基质恢复正常。应用激素后可使毒血症减轻，腹泻和腹痛减轻。通常使用口服或静脉的方式给药，如泼尼松、甲泼尼龙等。主要适用于重度活动性结肠炎伴有严重腹泻、腹痛等症状时。

## 136. 激素为什么不能突然停药

长期使用激素，身体可能会对激素产生依赖。如果突然停药会引发疾病复发，使原有的症状再次出现，还可能会导致症状加重。另外，患者在长期使用激素后，会导致身体对激素的适应性反应。如果突然停止使用，可能会出现戒断症状，如焦虑、抑郁、失眠、恶心等，会对身体健康造成一定影响。如果患者病情逐渐缓解，可以在医生指导下逐渐减少剂量或采用适当的停药计划，以确保身体健康。

## 137. 服用胃黏膜保护剂有哪些注意事项

（1）姿势：服药后卧床半小时可以减缓药物排空速度，延长药物局部作用时间，提高疗效。

（2）时间：硫糖铝片，饭前 1 小时服用，睡前咀嚼后服用。柠檬酸铋钾，饭前半小时和睡前服用。碳酸铝镁，饭后 1 ～ 2 小时或睡前咀嚼后服用。

（3）在服用胃黏膜保护剂前后，不应服用牛奶、碳酸饮料、咖啡和茶。服用胃黏膜保护剂时，只需用少量温水服用即可。

（4）在服用胃黏膜保护剂之前或之后 1 小时内不得服用其他药物。胃黏膜保护剂与肠溶片一起服用可能会加速肠溶片的溶解，不应同时服用。

## 138. 常见的助消化药有哪些

促胃肠动力药物，如多潘立酮（吗丁啉）、莫沙必利等，这些药物能够加快胃肠道蠕动，增强胃肠道的消化功能。消化酶制剂，如胰酶肠溶胶囊（得每通）、复方消化酶（达吉）、多酶片，这些药物的主要成分是一种或多种消化酶，如胃蛋白酶、胰淀粉酶、胰脂肪酶等，这些药物可以有效补充因各种原因导致的消化酶缺乏，进而帮助预防 / 治疗消化不良或营养吸收障碍。胆汁分泌促进剂，如熊去氧胆酸（优思弗），它可以促进胆汁的分泌与排放，进而帮助脂肪的消化。微生态制剂，如双歧杆菌三联活菌（培菲康）、地衣芽孢杆菌活菌（整肠生）等，这些药物可以补充肠道的有益细菌，进而达到肠道菌群平衡，帮助改善腹胀、腹泻或便秘等肠道症状。这些药物虽然都有助于帮助消化，但需要在医生的指导下使用。此外还有一些非处方药物，如健胃消食片、山楂丸等，可以用于日常生活中偶尔出现的积食、胃胀、消化不良等情况，若症状长期、频繁出现，应尽快就医。

## 139. 吃保肝药能预防肝病吗

对于健康人群来说，完全没有必要吃保肝药来预防肝脏损伤。因为任何药物都需要在肝内进行分解、转化，如果盲目用药，反而增加肝脏的负担。是否需要吃保肝药来保护肝脏，应在医生的指导下进行。医生会根据患者的具体情况，如肝脏疾病的类型、病情的严重程度等，来评估是否需要使用保肝药，并给出合适的用药建议。

## 140. 乙肝病毒携带者要长期服药吗

乙肝病毒携带者并不需要长期服药，如果乙肝患者肝功能及乙肝病毒 DNA 定量检测结果正常，且无明显不适症状，不用服药，定期复查即可。但如果乙肝患者出现不适症状、肝功能异常，但 DNA 定量阴性，需要服用保肝降酶药物，直到肝功能恢复正常才能停止。如果肝功能明显异常，DNA 定量阳性，则需要抗病毒治疗，直到病毒转为阴性，另外还有少数人需要终生服用抗病毒药物。

## 141. 为什么内镜检查前要停用抗凝药物

因为在做内镜检查的时候，有可能会进行活检，甚至是进行内镜下的息肉切除、静脉的套扎及黏膜的剥离等多种处理方式，所以内镜检查前一定要禁止使用导致出血的药物。常用的有阿司匹林、波立维、泰嘉、拜瑞妥、华法林钠等，建议停用 7 天再做内镜检查。

## 142. 血液制品有哪些

（1）红细胞制品：指经加工处理后得到的红细胞，用于治疗各种原因引起的贫血。

（2）白细胞浓缩悬液：经过白细胞滤器过滤后的白细胞浓缩液，含有多种白细胞和免疫球蛋白。

（3）血小板浓缩悬液：从全血中分离得到的血小板，可用于治疗血小板减少症和出血性疾病。

（4）血浆制品：从全血中分离得到的血浆，可用于补充血容量、纠正出血和凝血障碍等。

（5）其他：还有一些血液制品，如白蛋白、抗血友病球蛋白浓缩剂、纤维蛋白原、凝血酶原复合物等，用于治疗某些特定疾病或症状，如低蛋白血症、凝血因子缺乏症等。

## 143. 常见的抗结核药物有哪些

抗结核药物分为一线和二线药物，一线用药主要有异烟肼、利福平、吡嗪酰胺、乙胺丁醇及链霉素；二线用药主要是喹诺酮类药物，包括左氧氟沙星、莫西沙星及卷曲霉素等。抗结核治疗需满足早期用药、联合用药、全程治疗、规律治疗。患者应该在医生指导下谨慎用药。

# 四 营养与饮食

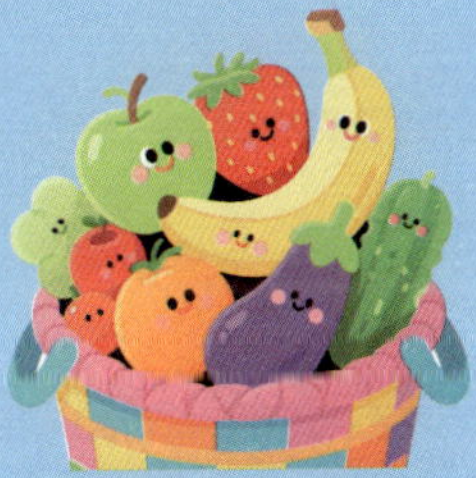

## 144. 肠道里一直存在细菌吗

肠道内一直存在正常的微生物群，一般情况下，多数对人体有益无害，如双歧杆菌、乳酸菌、地衣芽孢杆菌、枯草杆菌、酵母菌等，具有调节肠道菌群、增强免疫力、预防肠道疾病、降低胆固醇的作用。

## 145. 双歧杆菌和乳酸菌的主要作用是什么

肠道益生菌中最常见的是双歧杆菌和乳酸菌。双歧杆菌具有屏障作用和免疫增强作用，能够刺激肠道黏膜有益菌群的生长，形成生物屏障，阻止病菌的入侵，同时它还能产生乳酸和醋酸，降低肠道的 pH，以此来抑制病菌的生长。乳酸菌是肠道益生菌中数量最多的细菌，它能够帮助肠道蠕动，以此来吸收营养物质和改善便秘，同时它还能分解胆固醇，降低人体对甘油三酯的吸收，有利于降低血脂。

## 146. 什么是肠道菌群失调

肠道菌群失调又称肠道微生态失衡，主要是指由于肠道菌群组成改变、细菌活性变化或菌群分布变化而引起的失衡状态。主要临床表现为腹泻（稀水便或黏液便）、腹痛、腹胀等症状。其病因与年龄、环境、饮食、药物、免疫状态、胃肠动力等因素有关。

## 147. 什么是流食

流食即流质饮食，指在口腔内可以融化成液体或者本身就是液体的食物，相比于普通饮食更利于吞咽和消化，常见的流食主要有米汤、豆浆、鸡汤、鱼汤、蔬菜汁、果汁等。

## 148. 什么是半流食

半流食即半流质饮食，指介于流食和软食之间的食物，是一种软烂、易消化、易咀嚼且膳食纤维含量低的食物，常见的半流食有大米粥、烂面条、蒸鸡蛋、炖豆腐等。

## 149. 胃病患者应该多喝稀饭吗

胃病患者虽可适量饮用稀饭，但不宜多喝。稀饭缺乏咀嚼过程，难与唾液充分混合，增加胃肠消化负担；且对胃酸过多者，稀饭可能刺激胃酸分泌，诱发反流性食管炎，导致反酸、烧心。建议胃病患者正常饮食，细嚼慢咽，避免辛辣刺激，以维护胃部健康。

## 150. 什么是肠内营养粉剂

肠内营养粉剂（TP），就是我们常说的“安素”。它是一种由蛋白质、脂肪、碳水化合物、维生素等组成的完整的蛋白营养制剂，可以提供高质量营养，起到增强营养、改善造血及免疫功能的作用。

## 151. 所有人都可以喝肠内营养粉剂吗

肠内营养粉剂适用于 4 岁及以上无相关禁忌证的人群。经医生判断存在营养不良或有营养不良的风险，且目前肠道消化吸收功能好，就可以考虑使用肠内营养粉剂。它能为患者提供蛋白质、脂肪，以及碳水化合物三大宏量营养素，也含有维生素与矿物质。需要注意的是，肠内营养粉剂制备的原料中含有牛奶、大豆，如果患者对此过敏，请勿使用。

## 152. 肠内营养粉剂要怎么喝

根据说明书，6 匙肠内营养粉剂（55.8g）通常可以制备 1 份 250ml 的服用量；1 罐肠内营养粉剂（400g）约可以制备 7 份 250ml 的服用量。具体制备方法如下：将 6 匙肠内营养粉剂（55.8g）加入 200ml 的 40 ～ 45℃温开水中，充分搅拌即可饮用。需要注意的是，肠内营养粉剂冲调后，应立即服用，或加盖存于冰箱，24 小时内服用完毕。肠内营养粉剂开罐后，应 3 周内用完，注意防潮。

## 153. 肠内营养粉剂应该喝多少

正确冲调下的肠内营养粉剂，每 1ml 能提供 1.06 kcal 的热量，一杯 250ml 肠内营养粉剂可以提供约 250 kcal 的热量。如果需要进行口服营养补充，推荐每次 250 ml 肠内营养粉剂（55.8g），每天 2 ～ 3 次，由此可额外补充热量 500 ～ 750 kcal。如果将肠内营养粉剂作为唯一的营养来源，通常情况下一天需要 1 罐肠内营养粉剂（400g，7 杯 250ml 量）以提供约 1750 kcal 的热量。

## 154. 食管胃底静脉曲张患者饮食需要注意什么

食管胃底静脉曲张的患者首先应少食多餐，每天可以 5 ～ 6 餐，避免过于饱腹、催吐等刺激；其次应该食用温凉、清淡、易消化的半流质饮食或流质饮食或软食，如大米粥、烂面条、炖豆腐等；严禁食用生冷、粗糙、坚硬及辛辣刺激的食物。

## 155. 家中有幽门螺杆菌阳性患者，需要注意什么

首先应该分开用餐，让其使用单独的碗筷，避免因为共同就餐而传染；其次应该使用单独的卫生用品，如卫生纸、毛巾、洗脸盆等，同时饭前便后勤洗手，做好家里的清洁卫生；最后，同住的年龄≥ 14 岁的家庭成员最好都进行一次幽门螺杆菌的检测，如果发现感染及时治疗。

## 156. 便秘患者如何饮食

便秘患者在饮食上可以酌情增加膳食纤维和水的摄入量。膳食纤维可以通过吸收水分来增加大便的含水量，并且能够改变肠道内的 pH，以此改善肠道的微生态平衡，促进肠道的蠕动。我国便秘指南推荐每日应摄入 25 ～ 35g 的膳食纤维。同时，增加饮水量，可以增加大便中的含水量，达到软化大便的目的，对便秘的改善有一定作用。我国便秘指南推荐每日饮水量应在 1.5 ～ 2L。

## 157. 造口手术患者术后如何饮食

造口患者应遵循低渣、少气、避异味、防便秘与腹泻的饮食原则。优选细软、便于咀嚼的食物，如嫩瘦肉、蔬菜嫩叶花果、去皮瓜类及果汁等，同时搭配粥、烂饭等软食。避免豆类、红薯、碳酸饮料等产气食物，进食时闭嘴以减少气体摄入。减少摄入鱼类、韭菜等有特殊气味的食物，并远离巧克力、咖啡等可能引发便秘的食物。若遇腹泻，需及时补充电解质与水分。保持每日定时三餐，睡前两小时避免进食。

## 158. 什么是少渣饮食

少渣饮食也称低纤维饮食，是一种含极少纤维、易于消化的饮食，选用的食物以少渣为特点，即膳食纤维含量极少、质地偏软、易于消化，其目的是尽量减少纤维对消化道的刺激，减少肠道蠕动及大便数量，从而尽量减少食物经消化后留下残渣的一种饮食方式。其种类包含豆腐、土豆丝、瘦肉泥、鸡蛋羹等。

## 159. 什么样的人适合少渣饮食

对于消化管狭窄或有阻塞危险的患者，如肠肿瘤、食管/肠管狭窄、食管静脉曲张、肠憩室病，或各种急慢性肠炎、痢疾、伤寒的患者，痔瘘患者及胃肠道手术后恢复期的患者等，推荐采取少渣饮食，减少食物纤维对胃肠的刺激和梗阻，减慢肠蠕动，减少大便量；流质饮食、半流质饮食向正常饮食过渡时，也选择采用一段时间的少渣饮食，逐步恢复胃肠道的正常功能。

## 160. 什么是麸质

麸质（麦胶）即麦胶蛋白，是大麦、小麦、燕麦和黑麦中天然普遍存在的一种蛋白质，是半完全蛋白，里面含多种必需氨基酸，能吸水膨胀形成面筋质。以这些谷类生产加工的各种食品，如面包、蛋糕、饼干、啤酒等，一般均含有麸质成分。麸质对于大部分人而言是饮食结构中的基本组成，然而一部分人会发生麸质不耐受，甚至发生过敏反应。

## 161. 无麸质膳食原则是什么

（1）饮食中避免含有麸质的食物，如大麦、黑麦及其制品，小麦及小麦制品如面包、饼干、甜品、啤酒等。

（2）主要饮食原则：高蛋白、高热量、低脂肪、无刺激、少渣易消化。

（3）烹饪过程中避免勾芡、裹浆。

（4）注意加工食品中的添加剂，如火腿、午餐肉、预包装的蛋糕、冰激凌、罐头等。

（5）存在腹泻时，及时补充维生素和矿物质。

## 162. 什么是高钾饮食

钾元素是人体中的微量元素之一，可有助于维持人体内部环境的稳定，并与某些癌症风险降低相关。在日常的饮食中，应当注意钾元素的摄入量，平常可以多食用一些含有钾元素的食物。需要注意的是，在补充钾元素的过程中，应当尽量减少摄入腌制食物，如腌火腿、腌鱼等。含钾高的食物主要有紫菜、椰子、菠菜、桂圆、黄豆、海带、香蕉等。

## 163. 什么是软食

软食是半流质向普通饮食过渡的一种饮食，是容易咀嚼吞咽、容易消化、比较清淡软烂的一类饮食。软食的膳食原则是烹调前先切细剁碎，再烹调使食物细软易消化。患者肠道基本恢复后，可以逐步从半流质转换到软食。常见的软食有稀饭、馒头、面条、饺子、馄饨、豆腐、去皮水果或煮水果等。

## 164. 慢性胃炎患者饮食原则是什么

（1）细嚼慢咽，尽量减少胃部负担与发挥唾液的功能。

（2）采用温和食谱，除去对胃黏膜产生不良刺激的因素，创造胃黏膜修复的条件。

（3）少量多餐，每餐勿饱食，使胃部负担不过大。

（4）增加营养，注意多给生物价值高的蛋白质和含维生素丰富的食物，贫血患者多给含铁多的动物内脏、蛋类、带色的新鲜蔬菜和水果（如西红柿、茄子、红枣、绿叶蔬菜）。

（5）注意酸碱平衡。有胃酸分泌过多症状时，可食用牛乳、豆浆、涂黄油的烤面包或带碱的馒头干以中和胃酸。

## 165. 胰腺炎恢复期如何饮食

由无脂肪低蛋白流食向低脂肪半流食逐渐过渡，多吃富含维生素、矿物质及食物纤维的粮食和薯类。

急性胰腺炎在腹痛基本消失、肠鸣音减弱、血淀粉酶降至正常后，可遵医嘱进食少量无脂低蛋白流食，以米汤、稀饭、藕粉等为宜。待患者胃肠道功能进一步改善，可进食低脂、柔软的食物，并且供给充足的碳水化合物。病情好转后，应逐步增加进食量和食物种类，但不宜饱食，少食多餐，每日 5 ～ 6 餐，不可暴饮暴食，且绝对禁酒。以免病情反复。

## 166．胃食管反流患者可以喝白粥吗

喝白粥的好处是容易消化。但患有胃食管反流的患者不适合喝白粥。因为粥的成分比较单一，主要就是碳水化合物，大量摄入会导致食管下段括约肌张力降低；且稀饭有点过于好消化，在胃里停留的时间很短，胃酸得不到很好的中和作用。这些都可能导致反酸、烧心的症状加重。

## 167．咖啡、浓茶为什么不利于“养胃”

咖啡和茶已经成为日常生活中重要的日常饮品，很多人都养成了每天喝茶、喝咖啡的习惯。咖啡中含有咖啡因，浓茶中富含茶多酚，咖啡因、茶多酚这类物质都属于中枢兴奋剂，不但能提神，也能通过神经反射引起胃黏膜充血、损伤、分泌功能失调等，会加重胃炎和胃溃疡的病情。如果患有胃部功能性或器质性疾病，建议减少咖啡和浓茶的摄入。

## 168．消化不良的患者为什么不建议过多食用粗粮

粗粮的膳食纤维含量丰富，是健康食谱中不可或缺的食物。

但是粗粮属于高纤维饮食，比较难消化，而且在消化的过程中，会对胃肠道黏膜产生机械性的刺激，容易导致腹胀、腹痛的发生；患有消化性溃疡的患者，进食粗粮还有导致溃疡出血的可能。因此消化不良的患者建议以精细主食为主，更有利于“养胃”。

## 169. 吃“积食”了怎么办

积食者可以通过按摩、运动、调节饮食、药物治疗等方式进行调理。

（1）按摩：若出现积食，可以通过顺时针按摩胃部方式，促进胃肠蠕动，帮助机体消化食物。

（2）运动：可适当进行户外运动，如散步、瑜伽等，但需避免剧烈运动，以免加重胃肠负担，从而诱发胃部不适。

（3）调节饮食：积食的患者需养成良好的饮食习惯，适当摄入山药、山楂等食物。

（4）药物治疗：可以在医生指导下服用双歧杆菌三联活菌散等益生菌类药物调节肠道菌群，加快胃肠蠕动、促进消化。还可遵医嘱使用多潘立酮、莫沙必利等促胃动力药物进行调理。

## 170. 膳食纤维为什么是健康生活必备要素

（1）纤维素能够增加大便的体积和重量，使其更容易通过肠道，从而预防便秘。

（2）高纤维饮食能够促进有益菌群的生长，有益菌群能够提供肠道上皮细胞的能量，改善肠道屏障功能。

（3）纤维素通过加速大便通过结肠，减少致癌物质与肠壁接触的时间，从而降低癌症发生的可能性，同时，纤维发酵产生的短链脂肪酸具有抗癌作用。

（4）高纤维食物通常具有较高的饱腹感，能够帮助人们减少总热量摄入，达到控制体重的效果。

## 171. 消化性溃疡患者如何饮食

（1）食物须易消化，有足够的热量和丰富的蛋白质和维生素。

（2）避免发生化学性和物理性刺激的食物，如肉汤、浓茶、浓咖啡、烈性酒、粗粮、韭菜、芹菜及味觉刺激的食物。

（3）脂肪能抑制胃酸的分泌，可食用牛乳、浓米汤、豆浆、鸡蛋羹等含脂肪的流质 / 半流质食物。

（4）烹调方法宜以蒸、煮、炖、烩为主，熏、炸、腌、拌的食物不宜食用。

（5）进食应定时定量、少量多餐，既可减少胃的负担，又可使胃中常有适量的食物以中和胃酸，减少对溃疡面的不良刺激。

## 172. 胆石症患者如何饮食

（1）减少脂肪摄入：禁食蛋糕、油炸食品、动物肝脏、肥肉、蛋黄、蟹黄等。

（2）多摄入膳食纤维及含维生素的食物。

（3）多摄入含磷食物或者通过卵磷脂补充，如杏仁、豆干类、木耳、蘑菇。

（4）避免易胀气食物，如汽水、土豆。

（5）限制草酸含量高的食物。

## 173. 如何对肝硬化患者进行饮食指导

肝硬化患者应进食高热量、高蛋白质（肝性脑病患者除外）、高维生素、易消化的食物。

（1）以米面为主食，进食优质蛋白如豆制品、鸡蛋、牛奶等。

（2）限制油脂摄入，每天不超过 20g。

（3）有腹水或水肿的患者，应根据尿量、体重指标控制水分、钠盐的摄入。

（4）避免进食粗糙、坚硬、不易咬碎的食物。

（5）忌食辛辣调味品，忌饮酒或刺激性食物。

（6）血氨偏高时，应限制蛋白质摄入，选择植物蛋白。

（7）日常食用保证维生素的摄入，如新鲜的水果、蔬菜等。

## 174. 喝酸奶可以通便吗

便秘的原因之一是肠道菌群失调、肠道功能紊乱，补充益生菌有助于改善肠道菌群、调节肠道功能。所谓酸奶是在牛奶中添加保加利亚乳杆菌和嗜热链球菌发酵而成，因此说喝酸奶能改善便秘是有一定依据的。虽然酸奶可以调节肠道菌群、改善肠道功能，但也别忘了便秘的发生是多因素导致的，不能只盯着其中一点，只有从多方面共同改善，才能收到良好的效果。

## 175. 鸡蛋每天只能吃一个吗

鸡蛋是一种富含优质蛋白质、维生素和矿物质的高营养价值食物，是日常生活中容易获得的优质蛋白来源。《中国居民膳食指南（2022）》建议，一般成年人群每周可摄入 300 ～ 350g 蛋类，约等于 6 ～ 7 个鸡蛋，平均每天摄入 1 个鸡蛋，这是在饮食结构合理、蛋白质摄入来源丰富（肉类、鱼类、蛋类、豆类、奶类等）的前提下所设定的。然而，是否每天只能吃 1 个鸡蛋，需要根据个人的饮食结构和身体状况来决定。如果日常饮食中已经摄入了足够的蛋白质（如肉类、豆制品、奶制品等），则不必严格要求吃鸡蛋；反之，如果饮食来源相对单一，蛋白质摄入可能不足，则可以多吃几个鸡蛋。此外，孕妇、哺乳期女性及肌肉增长需求较大的人群，可以适当增加鸡蛋的摄入量，因为鸡蛋中的蛋白质有助于铁、钙等微量元素的吸收。鸡蛋虽然营养丰富，但胆固醇含量较高，一般建议每天吃鸡蛋应≤3个，其中煎蛋应≤1个，对于患有高血脂、冠心病等疾病的人群，应适量减少鸡蛋的摄入量。因此，“每天只能吃一个鸡蛋”或“每天必须吃一个鸡蛋”这两种说法都是不够科学的。

## 176. 吃太烫的食物会致癌吗

目前科学研究尚未发现吃太烫的食物与得癌症之间存在直接的因果关系，但吃太烫的食物会提高得癌症的风险。食物会经过我们的口腔、食管、胃，过烫的食物对我们的口腔、食管、胃黏膜会产生刺激，黏膜的表面可能会出现坏死，长此以往，还会形成瘢痕组织，时间过长，也会引起异常增生，使口腔癌、食管癌、胃癌等患病风险升高。

# 五 功能康复

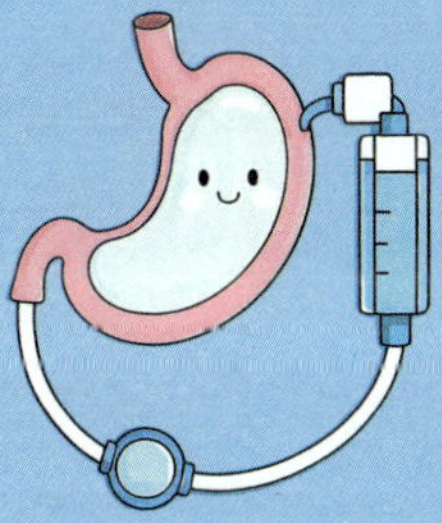

## 177. 出院带引流管回家，需要注意什么

（1）注意管路的固定，防止滑脱，上下床及翻身时注意看护管路，避免过度牵拉导致脱管，并且鼻贴等固定装置定期更换。

（2）注意保持管路的通畅，避免弯曲、折叠等导致引流不畅。

（3）需要观察引流液的颜色、量等性状，如果突然发生改变，如引流量突然增大、颜色突然变浑浊等，需要及时就医进行处理。

## 178. 家庭管饲时，遇到堵管怎么处理

如果怀疑堵管时，先不要冲管，先检查导管是否弯折，并将注射器插入到喂养管末端，抽吸尽可能多的液体并丢弃；然后用装有 10ml 温水的注射器插入喂养管末端，来回推拉活塞柄，过程中不可暴力冲管，如果仍然不通，夹闭喂养管 5 ～ 10 分钟后再次尝试。若多次反复尝试仍然堵塞，则需联系医生处理。切记不能用钢丝或者探针疏通导管，这有可能会穿透喂养管甚至损伤消化道。

## 179. 造口袋及底盘多久更换合适

正常情况下，建议回肠造口 3 ～ 5 天更换 1 次，结肠造口

5～7天更换1次；出现皮肤问题或者底盘开胶等意外情况，应提前更换；造口周围皮肤有瘙痒或刺痛等不适的症状或底盘有发白溶解或排泄物，应立即更换。

## 180. 如何更换造口袋

一段实用小口诀帮您快速掌握造口及底盘更换流程（图11）。

> 一揭二擦三检查，四量五剪待干燥，
> 六撒七抹八上膏，九贴十封快捂牢。

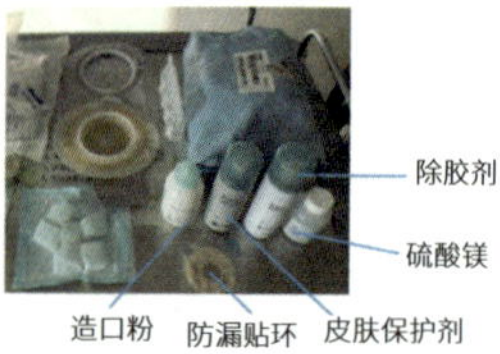

（1）物品准备

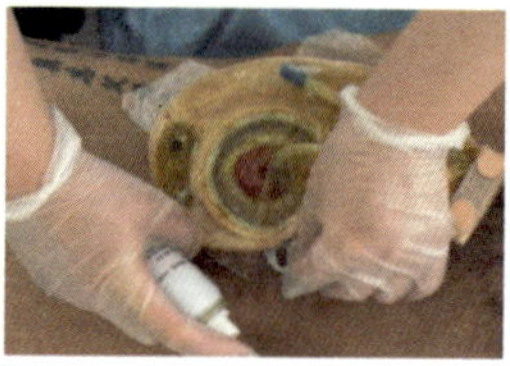
（2）喷除胶剂，摘除旧造口袋及底盘

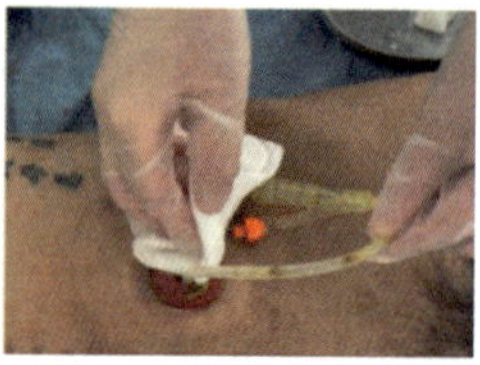
（3）用纱布或纱球轻轻擦拭造口周围大便，用生理盐水或温水清洗造口周围皮肤。注意评估造口及周围皮肤情况

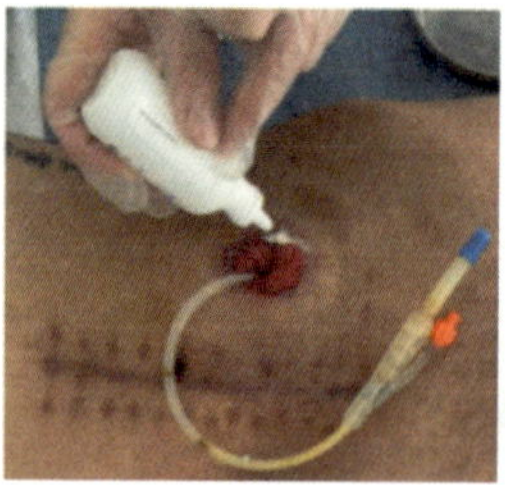
（4）喷洒造口粉

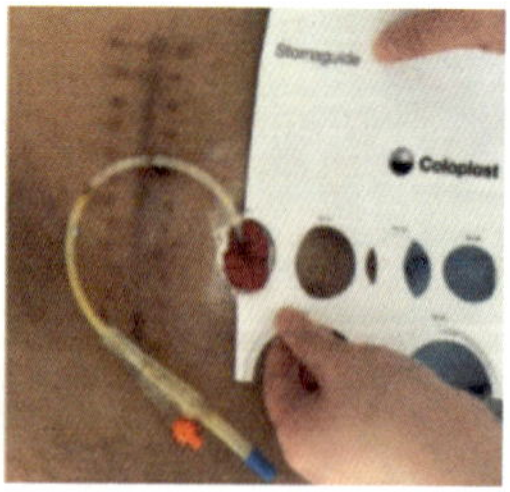

（5）用专用工具测量造口大小

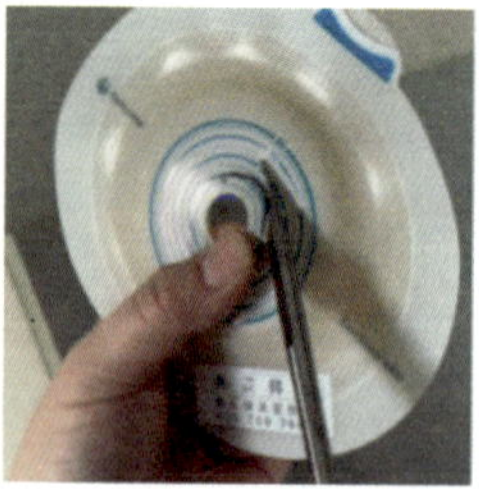
（6）依据测量结果，裁剪造口底盘

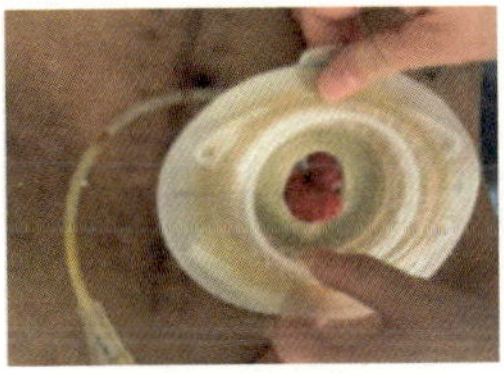

（7）依据造口大小，
再次调整造口底盘

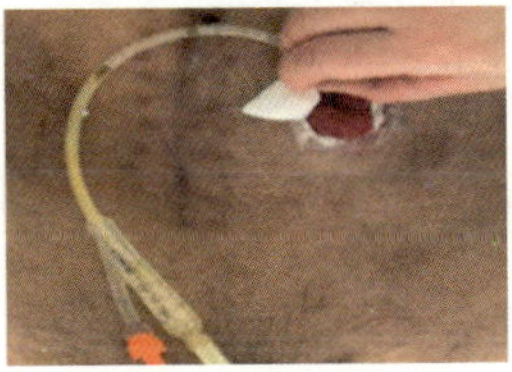

（8）用干棉签 / 棉球将多余
造口粉擦拭掉

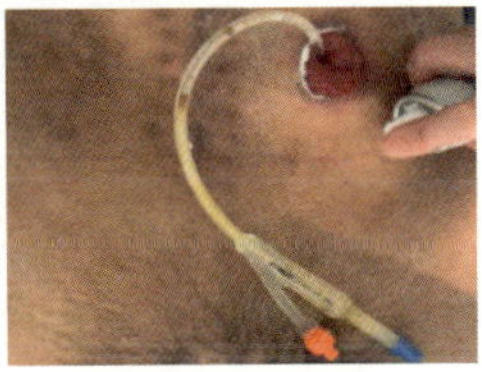

（9）喷洒皮肤保护剂，
待干

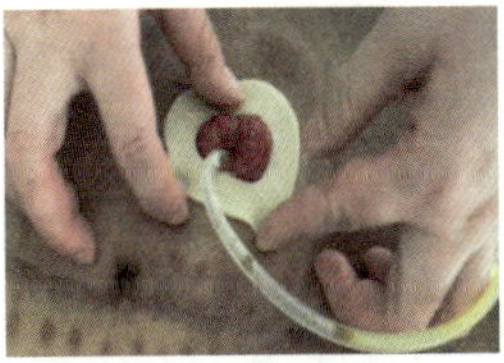

（10）塑形并粘贴防漏贴环

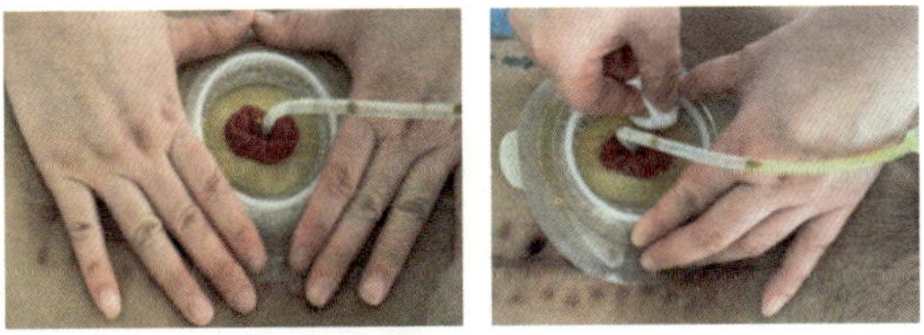

（11）牢固按压、粘贴造口底盘

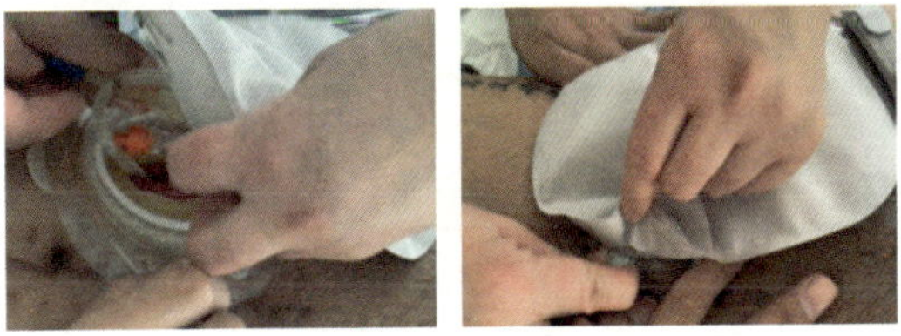

（12）安装造口，并锁上卡扣

图 11　造口袋及底盘更换流程

## 181. 造口患者可以洗澡吗

保留造口的患者，当手术伤口及造口周围皮肤完全愈合后，就可以洗澡了，可以取下造口袋洗澡，也可以佩戴造口袋洗澡。如果选择取下造口袋洗澡，需要注意：尽量选择在两餐之间，排泄物不活跃的时间洗澡；选择淋浴，避免洗澡水进入造口内；选用不含香精及酒精的中性沐浴液；保护好暴露的小肠头，避免用花洒长时间直冲，也不要用力擦洗。

## 182. 保留造口身上会有异味吗

保留造口后，部分患者可能因心理因素感觉身上有异味。为有效管理，应调整心态，采取实际行动减少异味。①调整饮食，细嚼慢咽，避免产气及异味重的食物。②注重个人卫生，保持清洁，及时更换造口袋。③异味明显时，可选用带过滤片或含清新剂的造口袋以减轻困扰。

## 183. 什么是内镜下鼻胆管引流术

内镜下鼻胆管引流术（ENBD），是在内镜逆行胰胆管造影术（ERCP）的基础上，通过十二指肠镜，将鼻胆管从十二指肠乳头置入胆道内，另一端经过患者的鼻腔引出体外的治疗方法。这种方法主要用于胆道和胰腺疾病的治疗，通过引流达到减压、减黄、消炎的目的。

## 184. 内镜下鼻胆管引流术后保留管路可以下床活动吗

可以的，术后当天以卧床休息为主，避免剧烈活动，使用专用鼻贴固定管路于鼻翼，并在面部进行二次固定，避免滑脱、打折。卧床时，引流袋悬挂于床下。下地活动时引流袋固定于腰部，多余管路环形缠绕在一起。

## 185. 什么时候拔除内镜下鼻胆管引流术后留置的管路

内镜下鼻胆管引流术管会给部分患者带来咽部不适，且长期引流可能导致胆汁丢失、水电解质紊乱及营养不良，因而应作为临时性引流措施，否则应改用其他内引流方式，少数特殊病例可酌情延长使用时间。当患者胆汁引流量、颜色及体温、血象、血淀粉酶恢复正常，腹痛、腹胀缓解，胆管造影正常后，应由医生及时拔除引流管。

## 186. 什么是经皮经肝胆管引流术

经皮经肝胆管引流术（PTBD），是指在影像学的引导下，通过特制的穿刺针经皮肤穿刺进入肝内胆管，在导丝引导下，将导管经皮肤穿刺至胆道，引流出胆道内的炎性胆汁或脓性胆汁，从而减轻胆道梗阻的一种介入治疗。

## 187. 内镜下鼻胆管引流术/经皮经肝胆管引流术的引流液是什么样的

正常成人 24 小时胆汁分泌量为 800 ～ 1200ml，正常胆汁为深绿色或棕色、稠厚色清、无渣。胆汁引流量一般由多到少，长期胆道梗阻及黄疸的患者胆汁可为深黄色或酱油色，梗阻缓解后颜色逐渐变为淡黄色。留置初期引流量可达 500 ～ 1500ml/d。

ENBD/PTBD 置管后引流量虽不多，约在 100ml/d，但症状明显好转。胆汁浑浊应考虑感染的可能。如有血性液体流出则应考虑胆管出血，如引出无色液体，且量少（50 ～ 200ml），则有导管进入胰管的可能，可做引流液淀粉酶测定，确定导管位置。引流量少，且症状改善不明显者，说明引流部位不当，应尽早重新置管。

## 188. 经皮经肝胆道引流术与经皮经肝胆管引流术有什么区别

经皮经肝胆道引流术（PTCD），是在影像技术下，如 B 超或 X 线引导下，通过皮肤和肝脏直接穿刺到胆道进行引流的一种手术。它主要用于胆道减压，适用于胆道梗阻导致的胆汁淤积。PTCD 可以有效地为这些患者提供胆汁引流，减轻黄疸症状，为后续治疗或手术做好准备。经皮经肝胆管引流术（PTBD）则是一个更广泛的范畴，它包括了所有通过皮肤和肝脏穿刺进入胆管进行引流的方法。这不仅可以包括 PTCD，还可以包括其他类型的引流术，如经皮经肝胆囊置管引流术（PTGD）等。

## 189. 什么是鼻胃管

从鼻腔经食管留置于胃的导管（图 12）。可以经此给予肠内营养或进行胃减压。成人鼻胃管插管长度一般为 45 ～ 55cm，儿童为 20 ～ 25cm，具体长度需根据患者身高等因素综合判定。

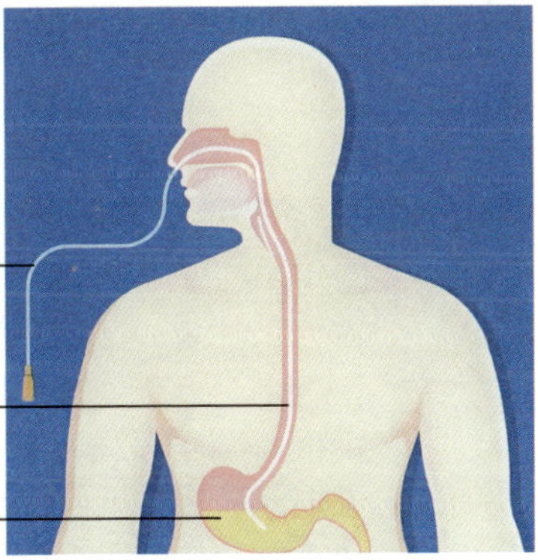


图 12 鼻胃管的留置部位

## 190．什么是鼻肠管

从鼻孔插入直至空肠，成人一般插入深度为 95 ～ 105cm。其主要作用为经鼻直接向肠道输入营养物质，对人体进行营养支持。

鼻肠管包括单腔、双腔及三腔管路。相比较来说，单腔管路具有管腔大、不易堵管、置入简单等特点，在临床中应用广泛。双腔管路包含独立喂养腔、独立吸引腔，可在达到目标营养的同时实施胃肠减压。三腔鼻肠管，除独立喂养腔、独立吸引腔外，还包含压力调节腔，更符合生理要求、不易引起代谢紊乱和器官功能损害。

## 191．怎么固定鼻胃管 / 鼻肠管

一般采用圆角鼻贴或“Y”型贴固定鼻胃管 / 鼻肠管，再用

“工”型胶布固定在脸颊部。注意固定鼻翼部分时要留有活动度，防止压伤（图 13）。

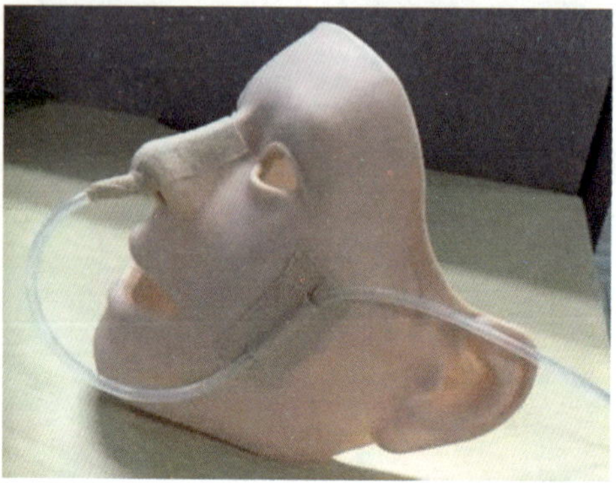

图 13　鼻胃管 / 鼻肠管的面部固定方法

## 192. 鼻胃管多久更换

一次性使用合成胶胃管更换时间以 14 天为宜，最长不应超过 21 天。硅胶管每月更换，复尔凯胃管 3 ～ 6 个月更换。

## 193. 鼻胃管 / 鼻肠管怎么冲管

先缓慢注入 20 ～ 50ml 温开水，然后再进行鼻饲，鼻饲结束后用 20 ～ 50ml 温开水以脉冲式冲管，边冲边停顿，使液体在管腔中形成漩涡，防止鼻饲液微粒沉积在管腔，引起患者胃肠炎或堵塞管腔。

## 194. 为什么要鼻饲

鼻饲是临床对于昏迷、无法自主进食或经口进食的患者采取的一种肠内营养方式，通过经鼻胃管或空肠管，注入必要的营养液和药物，以满足营养和治疗的需求，促进康复。

## 195. 为什么要留置胃管

（1）胃肠减压：留置胃管可以防止某些疾病引起的腹胀、腹痛，常用于急性胰腺炎患者或腹痛待查患者。

（2）注入营养：可以遵医嘱注入肠内营养液，以满足患者身体所需营养。

（3）治疗消化道出血：可以通过胃管直接注入止血药物或注入冰盐水洗胃，接负压引流器，观察出血情况及减轻消化液的刺激。

## 196. 胃液引流液是什么样的

正常空腹胃液为无色透明液体，不含血液与胆汁，无食物残渣。①如胃液混有大量黏液，则呈浑浊状灰白色。②如血与胃液均匀混合，且多因胃酸作用及出血量而呈深浅不同的棕褐色，可见于胃炎、消化性溃疡和胃癌等。③如胃液呈咖啡残渣样外观，则提示胃内有大量陈旧性出血，常见于胃癌，可用隐血试验证实。④如胃液混有新鲜胆汁，则呈现黄色，放置后逐渐变为绿色（图 14）。

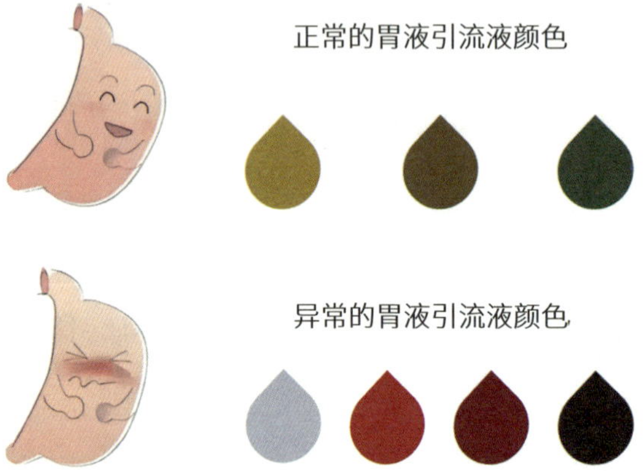


图 14　“正常”与“异常”的胃液引流液颜色

## 197．什么情况下需要胃液回输

早期肠内营养过程中，患者因自身胃肠动力紊乱和耐受程度较低，往往出现腹胀、腹泻及呕吐等不良反应，降低肠内营养的效果时，需要通过胃液回输，提高肠内营养疗效，促进疾病快速康复。胃液为人体的消化液，其中含有丰富的电解质和消化酶，可有效促进肠内营养的完全吸收，减少不良反应发生率。

## 198．什么是经外周静脉置入中心静脉导管

经外周静脉置入中心静脉导管（PICC），是指经外周静脉

如贵要静脉、肘正中静脉、头静脉等穿刺置入中心静脉的导管，能为肿瘤患者进行化学治疗、静脉高营养、长期输液等提供一条无痛性的中长期治疗途径（图 15）。

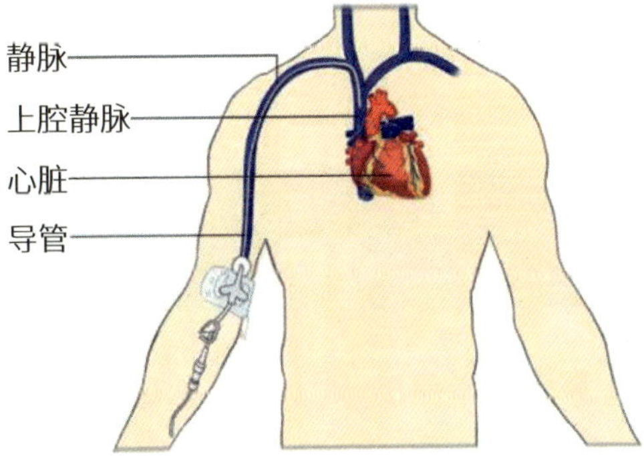


图 15　PICC 的途径部位

## 199. 为什么要留置经外周静脉置入中心静脉导管

首先 PICC 置管的留置时间可达数月至 1 年，相比外周静脉留置针，PICC 能提供更稳定的静脉治疗通路，更为经济安全，同时也能减少肿瘤患者因长期化疗反复穿刺静脉带来的痛苦。其次，PICC 置管可以有效保护外周血管，减轻化疗或其他刺激性药物对外周静脉的刺激及破坏，降低静脉炎等并发症的发生，为患者的安全用药提供保障。另外，PICC 在床旁即可进行穿刺，创伤小、成功率高。护理人员与患者对 PICC 置管的护理更为容易、便捷，患者也可保持适当的日常活动。

## 200. 经外周静脉置入中心静脉导管可以使用多久

PICC 一般留置时间为 1 年，每 7 天维护 1 次，每次维护时应携带维护手册，由专业护士进行导管维护，严禁非专业人员自行维护或拔管。

## 201. 带经外周静脉置入中心静脉导管回家，自我观察时需要注意什么

每天要观察置管处皮肤（图 16），穿刺点有无肿胀、化脓、渗液、渗血，或者穿刺点局部皮肤有无瘙痒、皮疹；另外要观察 PICC 贴膜是否松脱、卷边、进水或被污染；置管侧手臂是否出现麻木、疼痛或明显水肿，臂围增加＞2cm，以及有无头痛、颈部胀痛、呼吸困难、体温＞38℃；PICC 导管有刻度标识，要注意观察管道的外露长度，一旦发现外露长度增加暗示脱出，切记不能再插回去，请及时到医院就诊。

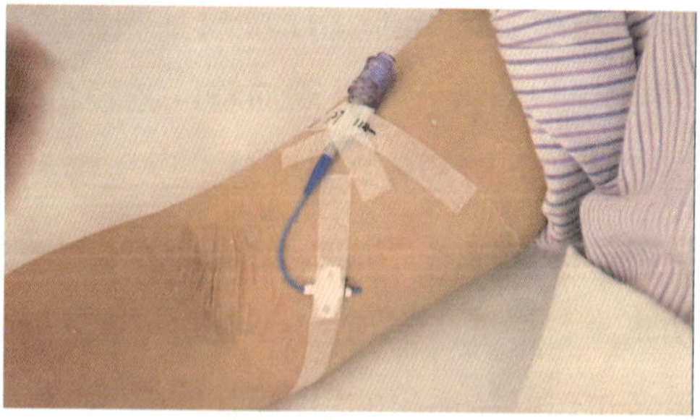

图 16　外观正常的 PICC 置管部位

## 202. 带经外周静脉置入中心静脉导管回家可以洗澡吗

置管期间建议淋浴，避免盆浴、泡温泉、游泳。淋浴前先在置管敷料外裹上干毛巾，再在其上下 5cm 范围缠绕 3 圈以上的保鲜膜，边缘用胶布固定好（图 17）。淋浴后尽快用毛巾擦干并检查贴膜，一旦潮湿应及时去医院更换。

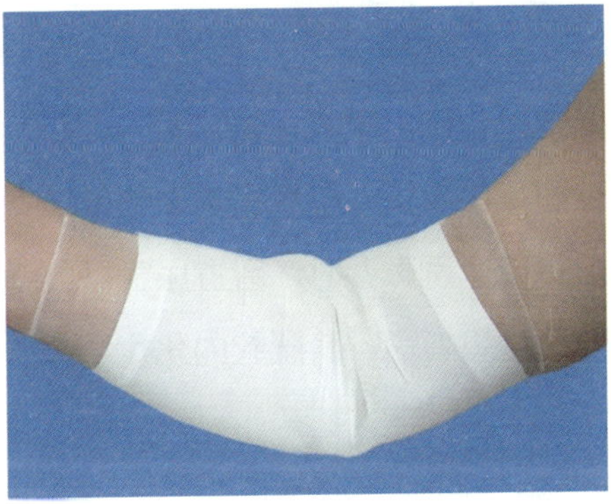

图 14　淋浴时 PICC 的包裹方式

## 203. 为什么要置入留置针

需要通过外周静脉间歇性、连续性或每日进行静脉输液治疗，其能够减少反复穿刺血管、减轻患者痛苦、降低药物渗出的概率，有利于保护血管并增加舒适度。

## 204. 什么情况下要拔除留置针

留置针在使用过程中会发生导管脱出、静脉炎、堵管、外渗、导管相关血流感染等并发症，一旦发生以上严重并发症，应拔除留置针。在使用过程中应观察穿刺部位有无出血、红肿，输液不通畅等问题，及时告知护士，予以拔除留置针。

## 205. 为什么要留置尿管

（1）为尿潴留患者排出尿液，减轻痛苦。

（2）协助诊断，如收集无菌尿标本做细菌培养。

（3）抢救休克或危重患者时，留置尿管以监测肾脏功能等。

（4）为膀胱肿瘤患者进行膀胱腔内化疗。

## 206. 什么是异常尿液

正常尿液为淡黄色或深黄色。

（1）血尿：淡红色、洗肉水样，见于泌尿系统感染。

（2）血红蛋白尿：浓茶色、酱油色、隐血试验阳性，见于溶血性疾病。

（3）胆红素尿：深黄色或黄褐色，见于阻塞性黄疸。

（4）乳糜尿：尿液中含有淋巴液，呈乳白色，见于丝虫病（图 18）。

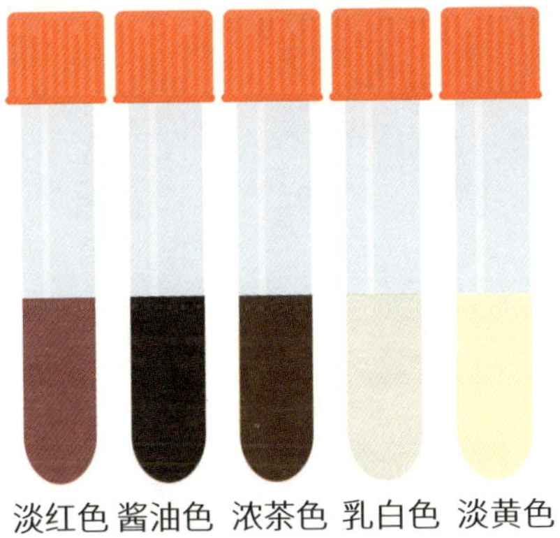


图 18　尿液的不同颜色

## 207．正常尿量是多少

正常成人：24 小时尿量 1000 ～ 2000ml，存在个体差异。

常见异常：①多尿，24 小时尿量超过 2500ml。原因：大量饮水，使用利尿剂，患糖尿病、尿崩症。②少尿，24 小时尿量少于 400ml 或每小时少于 17ml。原因：心力衰竭、肾衰竭、肝衰竭、休克及摄入液量少。③无尿或尿闭，24 小时尿量少于 100ml 或 12 小时内无尿。原因：急性肾衰竭、严重休克、药物中毒。

## 208．尿管怎么固定

女性固定在大腿内侧上 1/3 处。男性根据生理弧度尿管朝上固定在腹股沟或下腹部（图 19）。

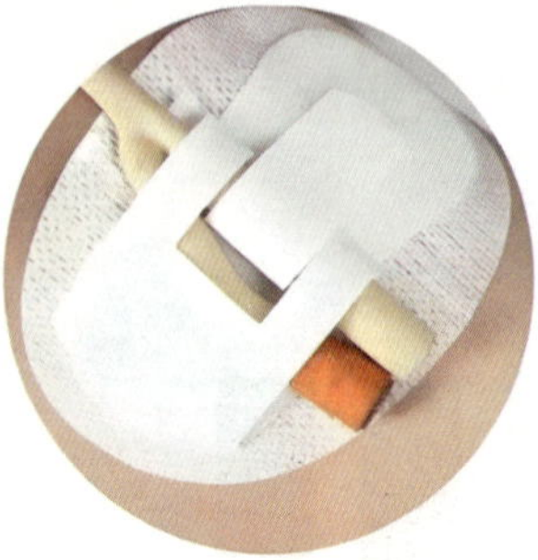

图 19　使用导管固定贴固定尿管

## 209. 长期尿管多久更换一次

橡胶导尿管每周更换 1 次；乳胶导尿管每 2 周更换 1 次；硅胶导尿管每个月更换 1 次。使用硅胶气囊导尿管且是高危堵塞患者 ( 尿液 pH ＞ 6.8)，更换导尿管的最佳时间是 2 周。

## 210. 保留尿管的患者怎么留取尿标本

为了检查新鲜尿液，用消毒液消毒端口后，用无菌注射器从无针取样口吸入尿液，收集一个小样本。留取大量尿标本时可采用无菌方法，从引流袋中获取。尿培养标本收集后应在 2 小时内送检，否则应放置于 2 ～ 8℃冰箱中。

# 六 炎症性肠病

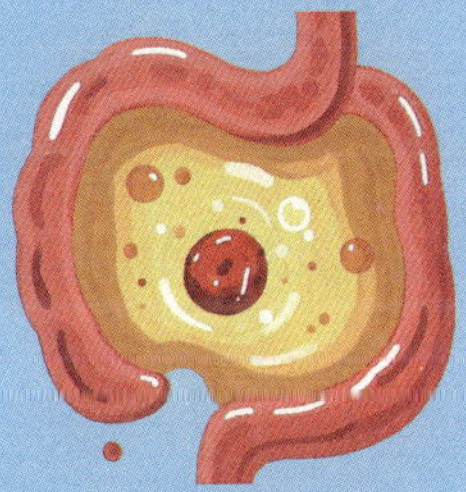

## 211. 什么是炎症性肠病

炎症性肠病（IBD）是一个非特异性的慢性肠道炎性疾病，它的病因尚不清楚，其主要包括溃疡性结肠炎和克罗恩病。溃疡性结肠炎病变局限在大肠，主要表现为反复腹泻、黏液脓血便，常伴有左下腹疼痛，严重的可能伴有发热等全身症状。而克罗恩病则可能累及从口腔到肛门的任何一段消化道，除了腹痛、腹泻外，还可能出现贫血、消瘦、乏力等，有的患者还可能出现眼部发红、口腔溃疡、关节肿痛、骨质疏松等肠外症状。

## 212. 确诊炎症性肠病需要做哪些检查

（1）病史询问和体格检查：需要患者记录出现的症状及其时间、频率、轻重程度等，而体格检查着重于消化道方面，如肛门和直肠的检查。

（2）基因检测：若家族中有炎性肠病或者消化道慢性疾病的患者，基因检测可能对确诊有所帮助。

（3）血液和大便化验：包括血常规、C 反应蛋白、红细胞沉降率和大便潜血等。

（4）内镜：根据部位不同，选择不同的内镜方式，如胃镜、肠镜、小肠镜、胶囊内镜等。

（5）影像学检查：包括 X 线、钡餐造影、CT、磁共振等。

## 213. 炎症性肠病的确诊为什么要做那么多检查

炎症性肠病是一种慢性肠道炎性疾病，目前病因尚不明确。而且由于疾病症状不典型，与慢性胃肠炎、肠结核等疾病症状相似，缺乏诊断的“金标准”，很难立即明确诊断。要想确诊就必须要排除其他疾病，因此需要做多项检查，并且需要结合长期的临床表现、多次内镜检查和病理结果来综合分析。

## 214. 炎症性肠病需要终身服药吗

炎症性肠病是一种需要长期治疗的慢性病，常常呈现缓解与复发反复交替的现象，因此患者需要长期服药，不可以在症状缓解或者化验指标正常后立即停药。根据现有的研究结果，多数专家建议溃疡性结肠炎患者使用氨基水杨酸制剂维持治疗、克罗恩病患者在激素撤离后使用硫唑嘌呤维持缓解，大部分患者需要终身服药。

## 215. 克罗恩病和溃疡性结肠炎有什么区别

尽管克罗恩病和溃疡性结肠炎同属于炎症性肠病，部分症状相似，但两者之间仍然有一些显著的区别：如克罗恩病的炎症可以累及从口腔到肛门的所有消化道器官，而溃疡性结肠炎仅仅局限于大肠；另外，克罗恩病存在“跳跃现象”，即病变肠道和健康肠道交替存在，而溃疡性结肠炎病变则是从直肠开始，逐渐连续性地向上蔓延。这些不同点对于区分克罗恩病和溃疡性结肠炎有重要意义。

## 216. 克罗恩病的确诊一定要做胶囊内镜吗

克罗恩病最常累及的部位是小肠末端（回肠末端），普通的内镜很难到达，因此胶囊内镜的检查对于克罗恩病的诊断非常重要。但是胶囊内镜的检查有一个比较严重的风险就是滞留在小肠内，这种情况则需要通过外科手术取出，给患者造成额外的痛苦。因此，建议克罗恩病的患者先做小肠 CT 和磁共振，确定没有小肠狭窄后再做胶囊内镜，若是有明显的小肠狭窄征象，则用气囊小肠镜代替。

## 217. 什么是“升阶梯”治疗和“降阶梯”治疗

所谓的“升阶梯”治疗，是指用药顺序按照氨基水杨酸类→糖皮质激素→免疫抑制剂→生物制剂，最后是手术治疗；而“降阶梯”治疗则是不经过“升阶梯”治疗阶段，在疾病活动期进行用药治疗时，一开始就使用疗效更强的药物，如生物制剂，待病情控制后再“降阶梯”。

## 218. 激素真的不能吃吗

我们这里所说的“激素”指糖皮质激素，它具有抗炎、抗过敏、抗感染、抗休克、抗毒、抑制免疫应答的作用，中重度溃疡性结肠炎和活动性克罗恩病均是激素治疗的适应证。然而在日常生活中，大多数人“谈激素色变”，害怕激素所带来的副作用，但是很多炎症性肠病的患者从疾病活动期转为缓解期都是依靠它，因此，若病情需要靠激素控制，最好还是遵医嘱服用。

## 219. 激素都有哪些副作用

谈到激素的副作用，最容易被发现的就是它对于外貌的影响，“满月脸”“水牛背”、多毛、皮肤变薄，这些都是激素的影响。除此之外，更严重的就是它会诱发高血压、高血糖、低血钙，导致骨质疏松、肌肉萎缩、动脉硬化、伤口愈合缓慢、股骨头坏死等，还会诱发或者加重感染、抑制儿童的生长发育等。

## 220. 没有症状了，可以自行减停激素吗

激素不可以自行减停。激素的减量需要在医生的指导下，按照医生给的方案缓慢减量，避免“撤药综合征”（突然停药或减量过快时疾病复发或恶化）的发生。

## 221. 激素一旦吃上还能停药吗

糖皮质激素作为治疗炎症性肠病的药物之一，可以使患者的疾病从活动期转为缓解期，具有较好的疗效。但是糖皮质激素只能作为诱导疾病缓解的药物，不能用于维持治疗，因此，在病情稳定后需要在医生的指导下缓慢减量，直至停药。

## 222. 激素带来的副作用停药以后会消退吗

停用激素药物之后，部分副作用是可以慢慢减轻和消失的，恢复时间会根据所服用的激素种类、剂量、持续的时间而有所不同。如果只是短期、小剂量的服用，副作用一般不会太明显，停药 2 ～ 4 周就可以完全恢复，一般不会超过 3 个月；但如果是长期、大剂量的服用，造成的骨质疏松、股骨头坏死等严重的不良反应可能就无法恢复了。

## 223. 什么是免疫抑制剂

免疫抑制剂，就是对机体的免疫反应具有抑制作用的药物。它可以抑制免疫相关细胞的增殖和功能发挥，从而降低机体的免疫反应。治疗 IBD 的免疫抑制剂主要包括传统的免疫抑制剂（如硫唑嘌呤）和新型的免疫抑制剂（如环孢素、他克莫司等）。

## 224. 所有炎症性肠病患者都需要使用免疫抑制剂吗

免疫抑制剂在 IBD 患者中的应用通常是用于对糖皮质激素依赖或者抵抗的患者，能有效地预防病情的复发，协助患者激素减量直至停药。具体来说，免疫抑制剂在 IBD 患者中的适用人群为：①激素治疗无效或者效果欠佳的患者；②需要减轻或者消除对激素依赖的患者；③激素治疗、诱导缓解后复发的患者。

## 225. “类克”对所有炎症性肠病患者都有效吗

克罗恩病和溃疡性结肠炎的患者都可以使用“类克”，也就是英夫利西单抗（IFX），但是研究表明，英夫利西单抗对于克罗恩病的治疗和控制具有较好的效果，并且，英夫利西单抗是我国目前唯一获得批准用于克罗恩病治疗的生物制剂，尤其适用于中重度活动的、有瘘管的、激素和免疫抑制剂治疗无效的克罗恩病患者。

## 226. “类克”越早使用越好吗

近年来研究显示，“降阶梯”治疗有可能提高疾病的缓解率，也就是一开始就使用疗效更强的药物：糖皮质激素联合免疫抑制剂或者直接使用英夫利西单抗。但是哪些患者需要“降阶梯”治疗，取决于患者病情的严重程度，以及医生对于患者预后的评估，一般病情难以控制的，如短时间内复发的、合并肛周病变的、发病年龄小且首次发病就要使用激素治疗等的患者，建议使用“降阶梯”治疗，早期使用英夫利西单抗。

## 227. 使用“类克”治疗有什么副作用

使用英夫利西单抗可能会使患者的白细胞减少，各种机会感染、肿瘤风险增加，另外还可能引起血液系统异常、肝肾功能异常、神经系统并发症等；若有心脏功能不全使用后可能会发生心力衰竭。因此在使用此药时需要加强警惕，建议在医生的指导下使用此药。

## 228. 可以长期使用“类克”吗

最初的研究表明，英夫利西单抗是按需使用的。但是，随着使用次数的增多，机体对于英夫利西单抗的抗体增多，到达一个治疗的平台期，进一步治疗的效果不再显著，也就是我们常说的“天花板效应”。此时，如果病情需要，并且患者经费允足，也可以在医生的指导下长期使用。

## 229. 所有炎症性肠病患者最终都要手术吗

不是所有的 IBD 患者最终都要手术，药物控制效果良好、病情平稳的患者是可以避免手术的。只有内科治疗无效、出现激素的依赖和抵抗、无法耐受药物副作用或者出现出血穿孔等危及生命时才会考虑手术治疗。

## 230．手术可以根治炎症性肠病吗

IBD 包括溃疡性结肠炎和克罗恩病，溃疡性结肠炎的病变局限于大肠，因此可以通过手术切除全部大肠达到治愈的目的；而克罗恩病的病变累及从口腔到肛门的整个消化道，因此无法通过手术治愈。

## 231．炎症性肠病患者可以吃水产品吗

水产品种类繁多，其中海鲜和河鲜一直是人体优质蛋白及矿物质的重要来源。但是，海鲜和河鲜通常具有不同程度的免疫原性，其中以海鲜的免疫原性较强，即使是熟的海鲜也有一定的免疫原性。在 IBD 患者总体免疫功能过激、肠道黏膜屏障受损的情况下，鱼生这一类生海鲜和生河鲜除了加重肠道消化吸收负荷外，往往能够引起明显甚至严重的免疫反应，从而诱发或者加重病情。此外，生海鲜和生河鲜还可能含有致病性的寄生虫等病原体，能够引起 IBD 患者继发寄生虫感染。因此，无论是活动期还是缓解期，IBD 患者禁食鱼生这一类生海鲜和生河鲜。即使是熟海鲜，活动期 IBD 患者也应该适可而止，因为部分 IBD 患者也会对熟海鲜过敏。活动期 IBD 患者可适量食

用熟河鲜，尤其是鱼汤及清蒸的河鲜，海鲜则不宜食用。缓解期 IBD 患者可酌情适量食用熟河鲜，海鲜则宜慎用。

## 232. 炎症性肠病患者外出聚餐要做什么准备

首先，在去餐厅之前，提前计划好要吃什么和吃多少。如果害怕自己感到饥饿并想吃不应该吃的东西，在出发前可以吃一些安全的零食。其次，可以在网上提前查看餐厅的菜单，以便确定自己可以吃的菜谱。对于 IBD 患者来说，酒精饮料是不可以喝的，如果想要喝白开水以外的东西但又不想喝酒，可以尝试苏打水或无酒精鸡尾酒，但也要慎重选择。聚餐过程中，尽量挑选自己能够吃的食物，避免脂肪、油炸或乳制品等，如马苏里拉奶酪棒、热翅、玉米片和鸡爪，这些可能对 IBD 患者的消化系统不利，当别人在吃高油、高糖的食物时，IBD 患者可以选择喝汤，或吃一些面包等。

## 233. 炎症性肠病患者可以喝碳酸饮料吗

碳酸饮料最主要成分是水，饮用后可以补充水分、糖、矿物质，对维持机体水电解质平衡有一定作用。碳酸饮料含糖量高，可以提供能量。碳酸饮料还含有大量的 $CO_2$，能够抑菌，还能通过呼气带走体内的热量，起到降温作用。但是，碳酸饮料多含有咖啡因，有利尿作用，会促进水分的排出，所以喝碳酸饮料会觉得越喝越渴，咖啡因还会促进胃肠蠕动和分泌，从而诱发或加重 IBD 患者的腹痛和腹泻。碳酸饮料中含有添加剂和防腐剂，均对身体有害。碳酸饮料中含有的大量 $CO_2$ 在抑制细菌的同时，对肠道益生菌也会产生抑制作用，对肠道微生态不利，至少是弊大于利。碳酸饮料还会影响消化道对钙的吸收，导致骨质疏松。碳酸饮料在消化道内会释放出大量的 $CO_2$，不仅损伤消化道黏膜，还能够诱发或加重腹胀、腹痛甚至诱发或加重肠梗阻和肠穿孔。因此，IBD 患者尤其是活动期 IBD 患者不宜饮用碳酸饮料。

## 234. 炎症性肠病患者可以吃益生菌吗

益生菌是一类活性微生物，能够在胃肠道中存活并定植于肠道黏膜，大多数隶属于乳酸杆菌和双歧杆菌属。目前益生菌已被用于 IBD 的辅助治疗，从抗氧化应激、促进肠黏膜修复、调节免疫、恢复肠道菌群平衡、改善营养代谢等多方面发挥作用。但由于益生菌的生物活性及菌种自身特性，IBD 患者应用益生菌治疗时存在潜在风险，如菌血症、抗生素耐药性的转移及不良反应等，因此应在医生的正确指导下使用，以便合理应用益生菌，使更多患者从中受益。

## 235. 得了炎症性肠病以后，还能吃冰激凌和炸鸡吗

由于 IBD 患者尤其是克罗恩病（CD）患者消化道消化和吸

收功能有不同程度的异常，所以应避免进食以煎炸方式烹饪的油腻食物，宜进食以蒸煮方式烹饪的清淡、易消化食物。

IBD 患者除了肠道炎症外，常有胃肠道运动过激和感觉过敏，吃生冷食物容易引起胃肠功能紊乱，可诱发或加重腹痛、腹泻、便血等症状。因此，IBD 患者，尤其是活动期 IBD 患者，不宜吃生冷食物和冷饮。缓解期 IBD 患者生吃水果则并非严格禁忌，不过，要注意食用的量和速度，宜少不宜多，宜慢不宜快，而且最好在饭后食用。

## 236．炎症性肠病患者可以接种疫苗吗

活疫苗谨慎，尤其是服用高剂量免疫抑制剂或抗 TNF 药物者。咨询医生，说明 IBD 情况和用药情况，选择合适的疫苗种类和接种时间。建议活疫苗尽早接种，避免在使用免疫抑制剂期间接种。灭活疫苗，相对安全，但免疫抑制剂可能降低疫苗效果。类毒素疫苗，免疫低下人群相对安全。妊娠期，在医生指导下接种，优先选择灭活疫苗。哺乳期，一般安全，但水痘疫苗除外。

## 237．炎症性肠病患者可以养猫狗吗

炎症性肠病患者养宠物需考虑个体情况及过敏反应。若对宠物毛发不过敏且能保持宠物卫生，养猫狗通常可行。但需警

惕宠物带来的微生物和寄生虫风险，因患者免疫系统敏感。养前需咨询医生，确保宠物卫生，定期驱虫和疫苗接种，以降低感染风险。

## 238．确诊炎症性肠病以后还能正常工作吗

在一般情况下，只要病情控制稳定、营养状况改善、自觉症状好转，就可以正常参与工作。但由于疾病发作、门诊看病或住院治疗等原因，经常需要请假。求职时应了解适合自身的工作领域，不强求专业对口，也不应过于挑剔。近年来，居家办公成为趋势，催生出直播带货、视频剪辑等新兴职业，这些工作可在家完成且收入可观，为炎症性肠病患者提供了更多灵活的职业选择。

## 239．确诊炎症性肠病会影响寿命吗

多项统计数据显示，炎症性肠病对患者寿命并没有特别的影响。2014 年发表的一篇基于欧洲对克罗恩病确诊后随访 20 年的研究结果也表明，该病对患者的寿命和因患癌症、心血管疾病导致死亡的概率与一般人群没有显著差异。此外，很多案例也表明，只要病情得到较好控制，很多患者都可以拥有充实而有意义的生活。与医生保持联系、定期交流、按时按量用药等都能让疾病得到较好控制。

## 240. 炎症性肠病孕妈妈吃药会影响胎儿吗

对胎儿有影响的常见药物有：甲氨蝶呤（MTX）、沙利度胺、阿达木单抗、英夫利西单抗、硫唑嘌呤。需要强调的重要孕期治疗理念：孕期疾病活动对胎儿的不良影响大于药物副作用。在大多数情况下，妊娠期间需维持用药，但要个体化考虑，需要在 IBD 专科医生指导下、权衡利弊后决定用药方案。

## 241. 怀孕以后还能输注抗 TNF-α药吗

妊娠期 TNF-α药的使用应综合考虑患者的疾病程度、药物治疗效果及母亲的意愿，受孕前应调整至最佳血药浓度，避免亚治疗浓度或血药浓度过高导致的药物胎盘转移增加。在患者疾病缓解的情况下建议使用抗 TNF-α药（英夫利西单抗 / 阿达木单抗）至妊娠 22 ~ 24 周，如果母亲疾病复发风险大或疾病活动的情况下，可以考虑继续使用抗 TNF-α药（英夫利西单抗 / 阿达木单抗）至妊娠 30 ～ 32 周。

## 242. 炎症性肠病患者可以哺乳吗

IBD 女性提倡母乳喂养。5- 氨基水杨酸制剂（5-ASA）、糖皮质激素、巯基嘌呤类药物或抗肿瘤坏死因子单克隆抗体治疗不影响母乳喂养，而甲氨蝶呤（MTX）可以出现在母乳中，可导致新生儿免疫抑制和中性粒细胞减少，哺乳期应禁止使用。如患者在使用环孢素、沙利度胺（反应停）期间，不能母乳喂养。糖皮质激素和巯基嘌呤类药物在乳汁中含量较低，但为了减少胎儿的药物浓度，建议服药 4 小时后挤出乳汁后再哺乳，以进一步减少乳汁中的药物浓度。另外，最新的共识认为使用硫唑嘌呤（AZA）的患者可以进行安全哺乳。新型生物制剂在母乳中药物浓度均低，但哺乳期使用数据有限，产后何时恢复哺乳请与专科医生商议后决定。关于甲硝唑和环丙沙星哺乳安全性的临床资料缺乏，建议尽量避免使用这两种药物。妊娠期如果暴露于生物制剂，则胎儿出生后 6 个月内需避免活疫苗注射。

## 243. 炎症性肠病患者可以吸烟吗

通常来说，吸烟是克罗恩病（CD）患者的绝对禁忌，是溃疡性结肠炎（UC）患者的相对禁忌。吸烟已被证实会加重 CD 症状，增加患者复发风险、手术需求和药物治疗强度。虽无证据直接表明吸烟对 UC 患者有直接危害，但烟草中的尼古丁、焦油等物质会损伤肠道黏膜，加剧炎症反应，影响消化功能；特别是对于免疫力较低的 IBD 患者而言，长期吸烟会引发肺癌、心血管疾病等其他健康风险。总体来看，IBD 患者应避免吸烟、尽早戒烟，以控制病情、维护长远健康。

## 244. 炎症性肠病患者可以喝酒吗

酒类的主要或者重要成分均是酒精。酒精会抑制具有抗炎作用的前列腺素活性，从而对胃肠道黏膜和肠道微生态造成急性和慢性损伤，通俗来讲，酒精会直接伤害胃肠道黏膜和肠道菌群，刺激胃肠道运动和感觉功能，影响胃肠道内分泌和外分泌功能，抑制肠道的消化和吸收功能，从而诱发或加重腹痛、腹泻，甚至诱发或加重消化道出血。因此，IBD 患者，尤其是活动期 IBD 患者，应该忌酒。

## 245. 缓解期的炎症性肠病患者可以吃肉吗

可以。但是要多食白肉，少食红肉及含添加剂的肉制品。白肉包括鱼肉、鸡肉、鸭肉、鸽子肉、兔肉等，红肉包括牛肉、羊肉、猪肉等。其中海鱼富含ω-3 脂肪酸，是对 IBD 有益的膳食脂肪。

## 246. 炎症性肠病患者可以吃零食吗

IBD 患者可以适当吃一些零食，但是对于零食的选择有一定要求。一般来说，一些蛋白质丰富的点心、用植物油做的饼干等可以适当吃一些，如奶酪、米饼等，但是一些高油、高脂、高糖且食品添加剂多的零食、饮料不建议食用，如薯片、奶油蛋糕、奶茶、巧克力等。

## 247．炎症性肠病肛周皮肤怎么护理

患者因排便次数多，大便反复刺激肛周皮肤，极易引起皮肤损害。肛周皮肤轻度发红者，使用柔软卫生纸，擦拭动作轻柔；肛周有糜烂者，排便后应用温水清洗肛周，保持清洁干燥，外涂抗生素软膏或鞣酸软膏。

## 248．炎症性肠病常用药物的用法及注意事项有哪些

炎症性肠病常用药物的用法及注意事项见表5。

表5　炎症性肠病常用药物的用法及注意事项

| 药物类型 | 注意事项 |
|---|---|
| 5-氨基水杨酸类药物（常用药物：柳氮磺吡啶、巴柳氮钠、美沙拉秦、奥沙拉嗪） | 1. 口服时应吞服，不可嚼碎或压碎，若直肠给药应先排便后使用<br>2. 服药期间应该多饮水，定期复查肾功能及血细胞计数 |
| 糖皮质激素（常用药物：泼尼松、泼尼松龙、甲泼尼龙、布地奈德） | 1. 按时服药，早晨服药疗效最好、副作用小<br>2. 服药期间注意预防感染<br>3. 按照医生给予的减量方案缓慢减少，以避免“撤药综合征”的发生 |

续　表

| 药物类型 | 注意事项 |
|---|---|
| 免疫抑制剂（常用药物：硫唑嘌呤、6-羟基嘌呤、甲氨蝶呤、环孢素、沙利度胺） | 1. 通常口服使用（甲氨蝶呤可以静脉输注）<br>2. 用药期间遵医嘱定期复查血细胞和肝功能<br>3. 服药期间不要直接接触药物，可在洗净手、戴上手套后取药服用，切忌干吞、咀嚼、碾碎或者掰开服用<br>4. 硫唑嘌呤是维持缓解 IBD 最常用的药物，该药起效慢，要在用药 12 ～ 16 周才可以达到最大疗效<br>5. 甲氨蝶呤属于细胞毒性药物，可以根据医嘱服用叶酸来减轻毒副作用<br>6. 沙利度胺发生率比较高的不良反应是便秘和嗜睡，所以只能是晚上睡觉前吃，白天不建议吃<br>7. 服药过程中，如有手足麻木等症状，及时就诊 |
| 生物制剂（常用药物：英夫利西单抗、阿达木单抗、乌司奴单抗和维多利珠单抗） | 这些药物有严格的适用指征，须在医生的指导下使用 |

## 249. 炎症性肠病会遗传吗

IBD 有一定遗传倾向，IBD 患者后代患 IBD 风险为普通人群的 4 ～ 8 倍，UC 患者一级亲属患 IBD 的比率为 2%，CD 患者一级亲属患 IBD 的比率为 3% ～ 5%，如果双方均为 IBD 患者，则子女患 IBD 的比率为 30%。

## 250. 适龄炎症性肠病患者可以生育吗

活动期 IBD 患者生育能力下降，但缓解期患者生育能力与正常人基本相同。对于女性 IBD 患者来说，接受手术治疗对生育可能具有一定影响，如 UC 患者接受回肠储袋肛管吻合术（IPAA），CD 患者由于并发症接受手术治疗。对于男性 IBD 患者来说，某些治疗药物，如柳氮磺嘧啶可引起可逆性的精子数目、运动和形态异常。有生育意愿的 IBD 患者需要进行妊娠前咨询。

## 251. 炎症性肠病患者可以运动吗

高强度运动有助于改善心肺功能；中等强度耐力和肌肉训练可改善肌肉力量和骨密度；而瑜伽、慢跑和步行等轻中强度运动可改善生活质量和情绪问题。缓解期或轻度活动的 IBD 患者可以从以上运动方式中选择，运动频率建议每周 3 次以上，单次运动时长不少于 30 分钟。中重度 IBD 患者建议疾病缓解后再开始运动。

## 252. 负面情绪出现，炎症性肠病患者需要怎么做

当发现自己“被情绪支配”时，及时识别非常重要。可以先去做一些严谨的心理自评测试，评估一下是否处在焦虑 / 抑

郁状态，以及它们的影响程度。做完自测，如果显示有轻度的情绪问题，建议优先选择非药物疗法和自我调节，如转移情绪、自我放松、规律作息、适当锻炼等；当显示中度心理问题，需要寻求帮助，或寻找一些方法进行心理调适，如“表达性书写”、参加 IBD 病友活动、倾诉、力所能及地学习一些心理学知识等，如果条件允许，建议拜访专业的心理咨询师或心理医生，尽早接受心理干预；当情绪问题比较严重，同时伴随一些自觉症状的话，请及时就医，及时使用药物治疗。